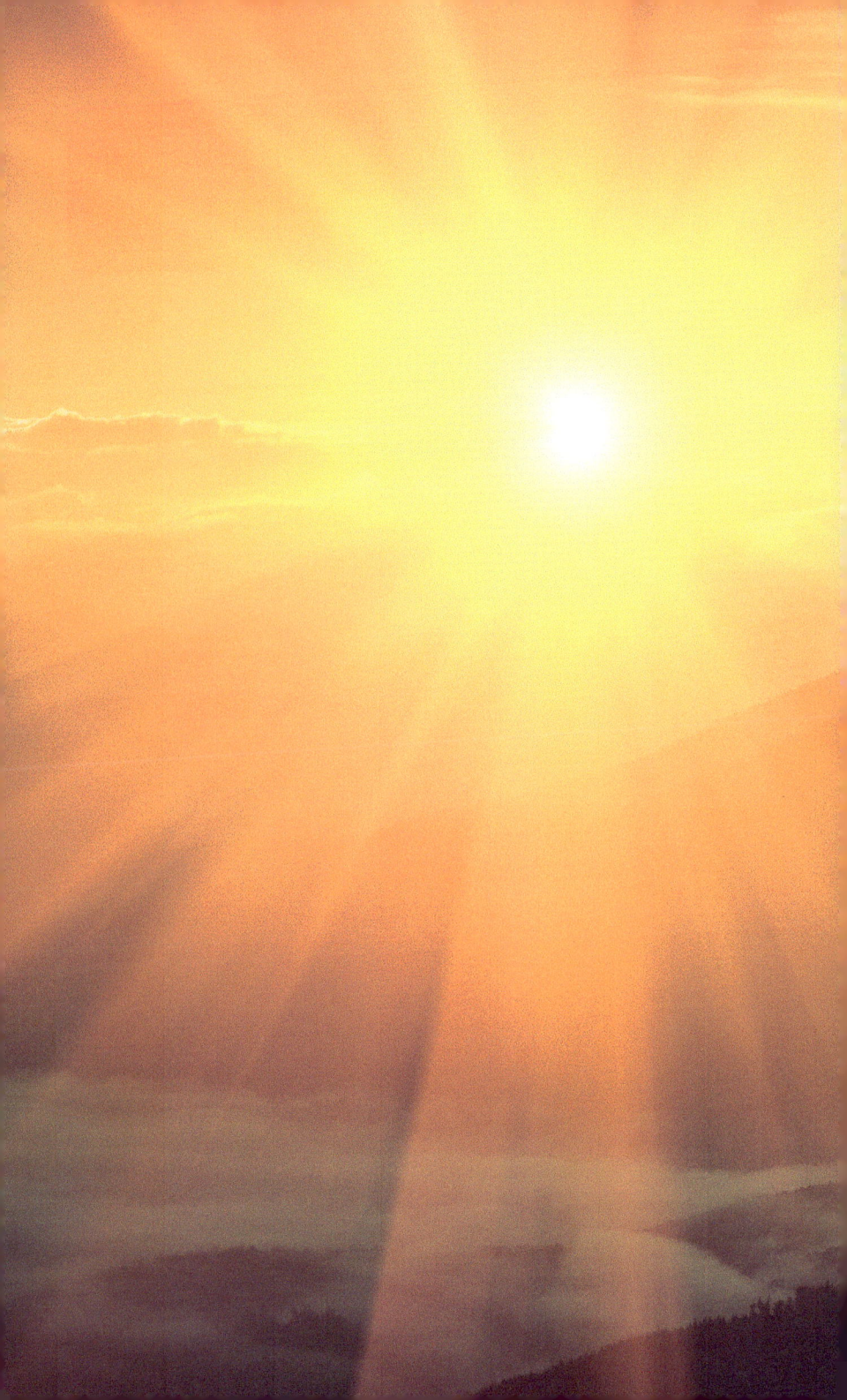

Sandy Taikyu Kuhn Shimu

FAI FLUIRE L'ENERGIA DENTRO DI TE

75 esercizi sorprendentemente facili
per farti ritrovare ritrovare forza
e vitalità ogni giorno

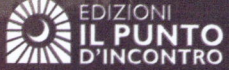

EDIZIONI
IL PUNTO
D'INCONTRO

Sandy Taikyu Kuhn Shimu
Fai fluire l'energia dentro di te
Titolo originale: *Was die Energie zum Fließen bringt: 75* überraschend *einfache Powerkicks für jeden Tag*
Traduzione di Rossella Franceschini
Copyright © 2013 2021 Schirner Verlag, Darmstadt, Germany
Copyright © 2022 Edizioni Il Punto d'Incontro per l'edizione italiana
Prima edizione originale pubblicata nel 2013 da Schirner Verlag
Prima edizione italiana pubblicata nel luglio 2022 da Edizioni Il Punto d'Incontro, via Zamenhof 685, 36100 Vicenza, tel. 0444239189, fax 0444239266, www.edizionilpuntodincontro.it
Finito di stampare nel luglio 2022 presso LegoDigit, Lavis (TN)

ISBN 978-88-6820-866-0

INDICE

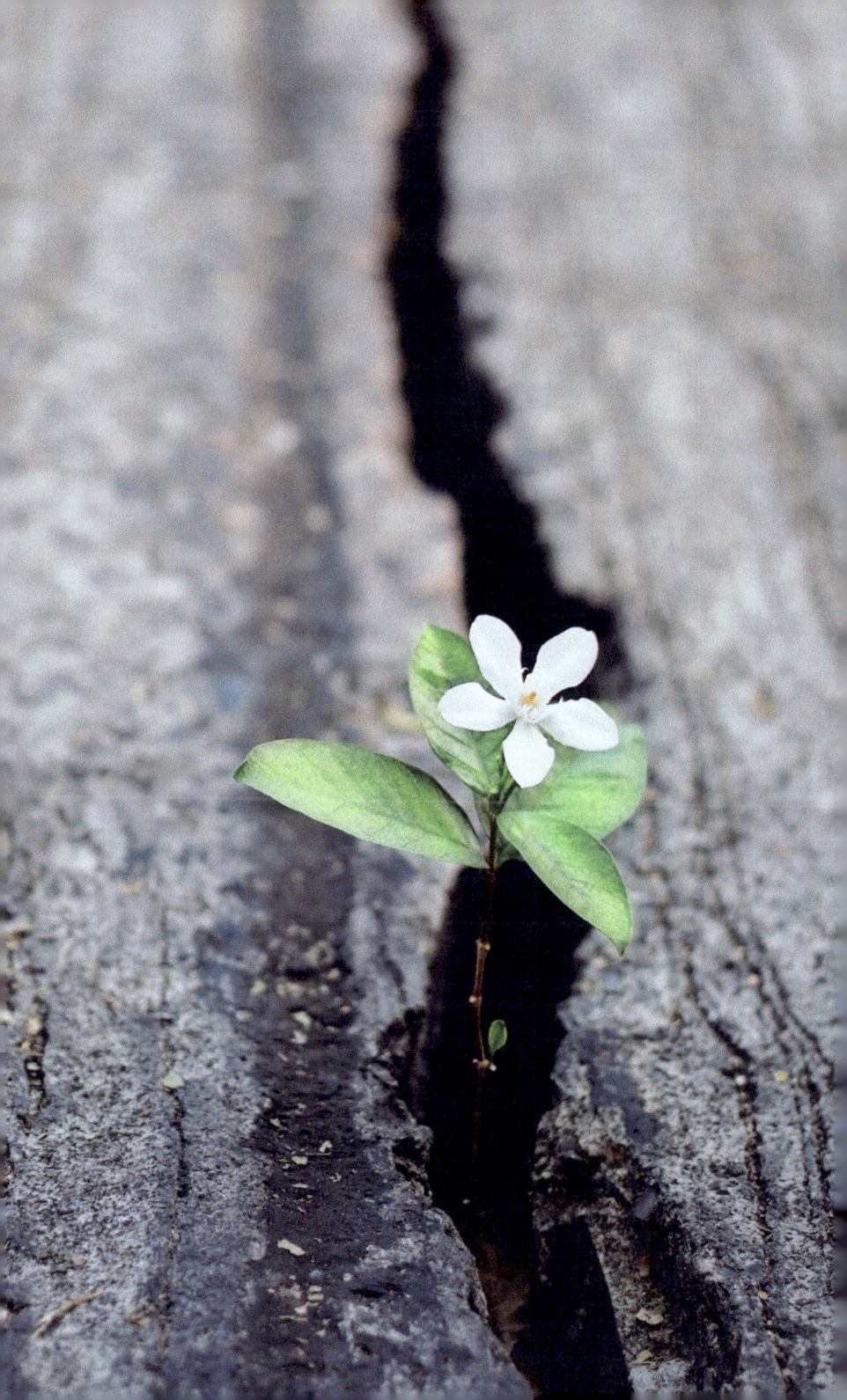

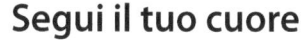

Segui il tuo cuore

Apriti alla fonte della tua forza.
Riconosci che tutto è già dentro di te.

Niente è di troppo e niente è troppo poco,
niente è perso e niente è compiuto,
niente è giusto o sbagliato, buono o cattivo.

Se ascolti davvero
la voce del tuo cuore
non sarai mai deluso da te stesso.

SANDY TAIKYU KUHN SHIMU

Prefazione
all'edizione aggiornata

La prima edizione di questo libro è apparsa nel febbraio del 2013. Da allora ne sono state pubblicate altre otto. Sono profondamente grata e felice che abbia riscosso un così grande successo. Ho colto l'occasione della decima edizione per rivedere e ampliare il testo. Ora conta 75 tra consigli, suggerimenti, esercizi e tecniche finalizzati a far fluire la vostra energia! Sono proposte semplici ed efficaci, di cui sarete entusiasti!

Vi auguro di fare il pieno di energia vitale e gioia di vivere! Aprite il cuore e la mente all'inaspettato e scoprite la forza presente dentro di voi. Fatevi trasportare dal flusso della vita: siete voi la fonte dell'energia!

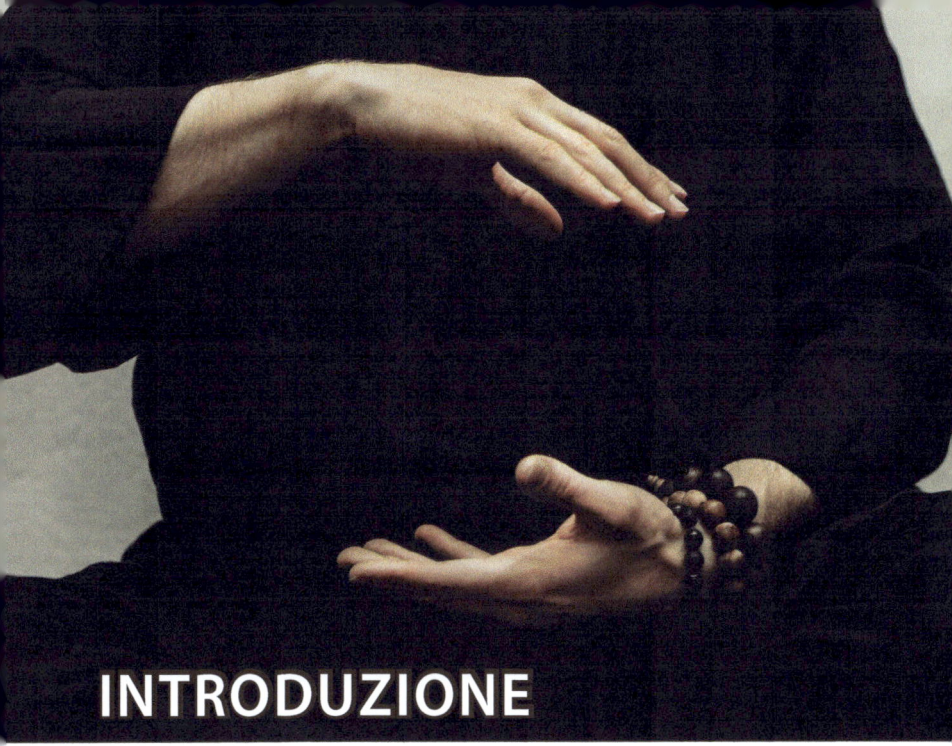

INTRODUZIONE

I cinesi lo chiamano qi, i giapponesi ki, gli indiani prana, i cristiani soffio, i tibetani lung, i greci pneuma. Sono parole diverse per indicare lo stesso concetto: l'energia vitale che ogni persona possiede. Questo potenziale dipende dalle abitudini quotidiane e dallo stile di vita. Tutto ciò che pensate, provate, mangiate, bevete, ma anche come vi comportate, come vivete, come respirate e come parlate influisce sulla vostra energia.

Quando questa energia scorre, vi sentite in forma, in equilibrio, efficienti, concentrati e felici. Il vostro corpo e la vostra mente costituiscono un'unità indissolubile e potete attingere pienamente alla vostra forza.

Quando, invece, la vostra energia è bloccata, percepite dolori e tensioni. Siete insoddisfatti, irritabili, nervosi, agitati o arrabbiati e vi sentite vulnerabili, incompresi o indisposti. Il vostro

11

corpo e la vostra mente non sono più un tutt'uno. Quello che fate vi costa più energia. Qualsiasi attività vi risulta faticosa, pesante e difficile.

Il flusso energetico, inoltre, si arresta quando rivolgete l'energia contro qualcosa, quando vi opponete a una realtà, a una situazione, a una persona o a una circostanza, quando vi impuntate. In poche parole, quando le vostre azioni non sono in linea con i vostri pensieri e le vostre sensazioni

Se, invece, quando agite, restate aperti fisicamente e mentalmente, se accogliete anche le situazioni difficili, riuscirete a lasciarvi andare e ad affrontare in modo costruttivo i problemi, a prendere le decisioni giuste, in sintonia con la vostra essenza. Vivrete nel vostro flusso naturale, tutto vi sembrerà familiare e adeguato, anche se impegnativo. Le vostre azioni saranno in armonia con i vostri pensieri e le vostre sensazioni. A tale scopo è importante che restiate ancorati al presente con consapevolezza e fiducia e che vi concediate la possibilità di riconnettere corpo e mente. Questo sarà possibile solo se smetterete di combattere per o contro qualcosa e se mollerete la presa.

Ogni persona può liberare la propria energia vitale con esercizi specifici, con semplici tecniche di respirazione e meditazione, con il giusto atteggiamento mentale e persino con deliziose bevande energetiche. Questo libro, ricco di preziosi consigli, vi aiuterà con un approccio facile ed efficace a usare il vostro potenziale nel migliore dei modi. I miei suggerimenti vi supporteranno per raggiungere il benessere fisico e mentale. Le tecniche descritte sono testate e derivano dalla mia pratica ed esperienza decennale come insegnante di arti marziali, qi gong, meditazione e yoga e come mental e spiritual coach. In ogni caso, la reazione sarà soggettiva e dipenderà dai modelli energetici e dalle capacità personali. Sta dunque a voi sperimentare!

Esistono diverse possibilità di usare questa guida. Potete leggerla come un libro qualsiasi o potete selezionare singoli esercizi, tecniche o ricette. Per ogni consiglio troverete una breve introduzione e/o delle informazioni generali sull'argomento. Per alcuni esercizi specificherò il numero di ripetizioni e la durata. Sono solo suggerimenti, non siete obbligati a seguirli. Provate e fate attenzione a come vi sentite. Se state bene fisicamente e mentalmente, siete sulla buona strada. Tenete conto che all'inizio, per cancellare blocchi e schemi energetici, dovrete affrontare piccoli inconvenienti come la stanchezza. Queste reazioni sono normali e possono presentarsi oppure no. Allenatevi sempre con cura e consapevolezza. Datevi tempo, procedete per tentativi, con calma, soprattutto se non siete abituati a questo tipo di lavoro. Potete mescolare gli esercizi o creare le vostre serie. Alla fine del libro ho inserito un elenco di sequenze a tema ragionate e testate: possono ispirarvi!

Vi invito a riflettere sulle seguenti parole:

La felicità
è la più grande fonte di energia!

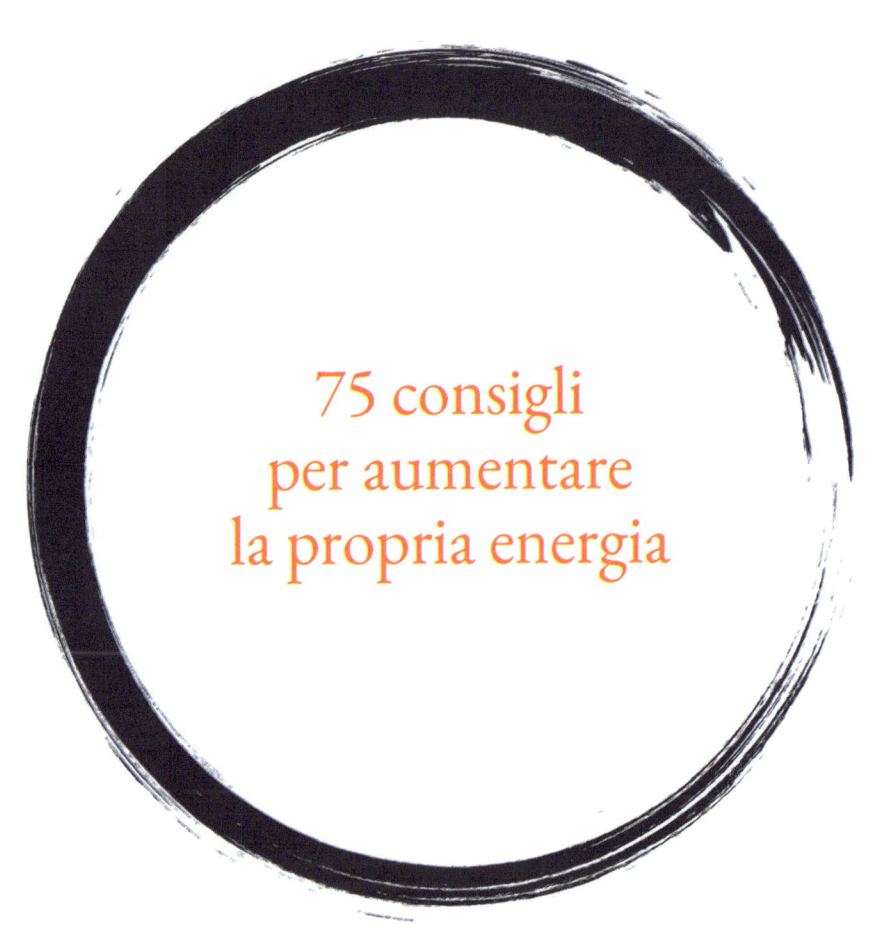

75 consigli
per aumentare
la propria energia

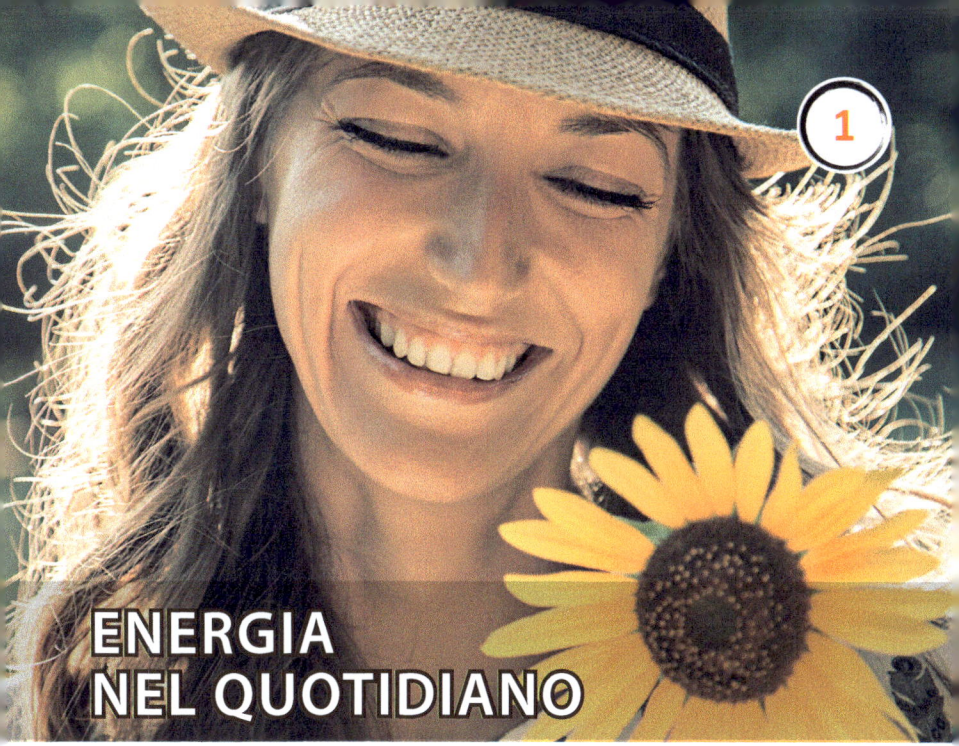

ENERGIA NEL QUOTIDIANO

Premessa

Imparare a gestire l'energia in modo equilibrato non è difficile. È più una questione di volontà che di capacità! La nostra fonte principale è dentro di noi, quando diciamo sì, con sincerità, a noi stessi e alla vita.

Effetto

Questi semplici consigli ci aiutano ad affrontare il quotidiano con più leggerezza e relax. Ci connettono con il qui e ora, ci permettono di ricentrarci e di recuperare la forza. Sciolgono tensioni e blocchi e fanno scorrere l'energia.

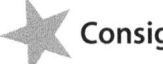 **Consigli:**

- Focalizzate l'attenzione sul momento presente.
- Fermatevi, respirate e osservate che cosa state facendo.
- Concedetevi una pausa.
- Rilassate le spalle e il viso.
- Tenete la schiena dritta.
- Appoggiate bene i piedi a terra, suddividendo equamente il peso su entrambe le ginocchia.
- Sostituite un pensiero negativo con uno positivo.
- Sostituite un'azione sbagliata con una giusta.
- Fermate la mente quando produce pensieri in eccesso o errati.
- Imparate a prendere le distanze. Dite di no.
- Fate dei respiri profondi.
- Ridete!

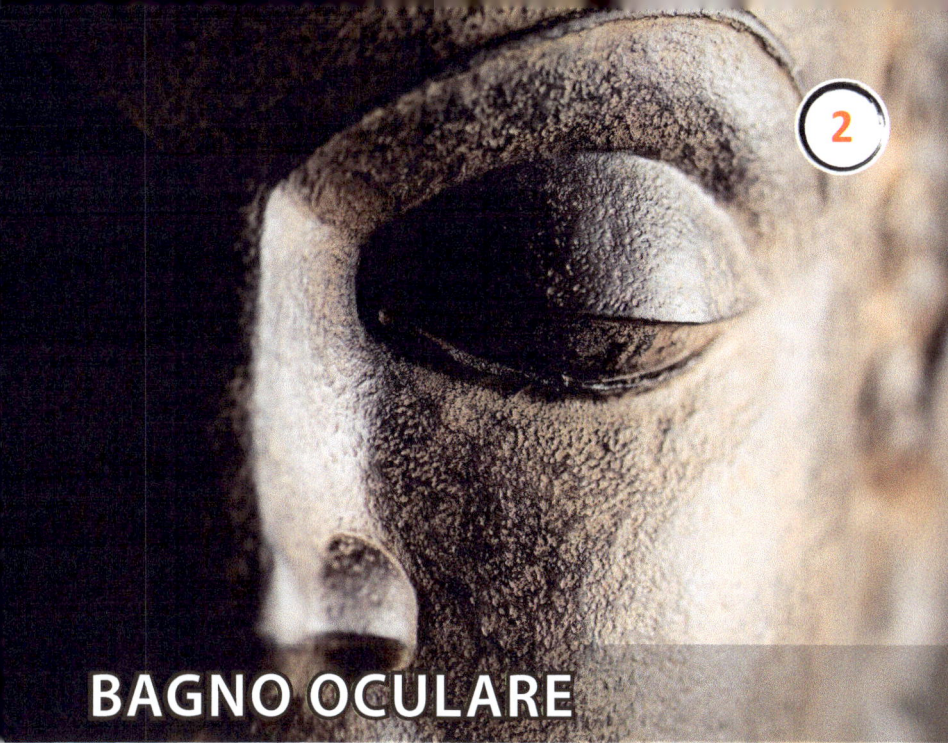

BAGNO OCULARE

Premessa

Gli occhi sono lo specchio dell'anima, tanto che, secondo un vecchio adagio: "Uno sguardo vale più di mille parole". Spesso con gli occhi inviamo inconsciamente dei segnali. Possiamo guardare qualcuno in modo sprezzante, interrogativo, severo o interessato. I nostri occhi possono brillare, scintillare e risplendere di gioia, amore e felicità. Ma possiamo anche avere uno sguardo triste, adirato, spaventato o enigmatico. Gli occhi sono la via d'accesso al mondo esterno e al tempo stesso ci connettono con quello interiore.

Effetto

In generale, il bagno oculare pulisce la cornea e la congiuntiva e idrata l'occhio. È particolarmente efficace in caso di stanchezza e secchezza oculare e di allergia. Lenisce lievi irritazioni, dà sollievo e rinfresca. Chi trascorre molte ore davanti a uno schermo, lavora in locali climatizzati o porta lenti a contatto ha più benefici da questo rimedio che non dall'uso di un tradizionale collirio; il bagno oculare, infatti, è più efficace e protegge gli occhi in modo completo e a lungo.

Svolgimento

Innanzitutto vi serve un'occhiera, che potete acquistare in qualsiasi farmacia. Potete preparare voi stessi la soluzione con cui riempirla, oppure potete comprarla in farmacia o in un apposito negozio. Di solito, per il bagno oculare si usa una soluzione salina. Sciogliete circa 1 g di sale finemente macinato (circa 1 pizzico) in 100 ml di acqua tiepida. Questa soluzione presenta la stessa concentrazione delle lacrime, perciò non provoca bruciore agli occhi. Dopodiché rimuovete il trucco e le lenti a contatto e lavatevi con cura le mani. Riempite l'occhiera con la soluzione. Appoggiatela su un occhio in modo che l'acqua non fuoriesca e inclinate delicatamente la testa all'indietro. Aprite l'occhio e muovete lentamente il bulbo oculare per 30-60 secondi in tutte le direzioni. Ripetete l'operazione con l'altro occhio. Riempite l'occhiera con della nuova soluzione salina. Attualmente, per la cura di vari disturbi oculari sono disponibili in farmacia o in erboristeria tinture alle erbe e lozioni specifiche. Il bagno può essere tranquillamente eseguito anche con una di esse.

- **Per completare il trattamento, la "ginnastica oculare" è fantastica (pag. 45).**

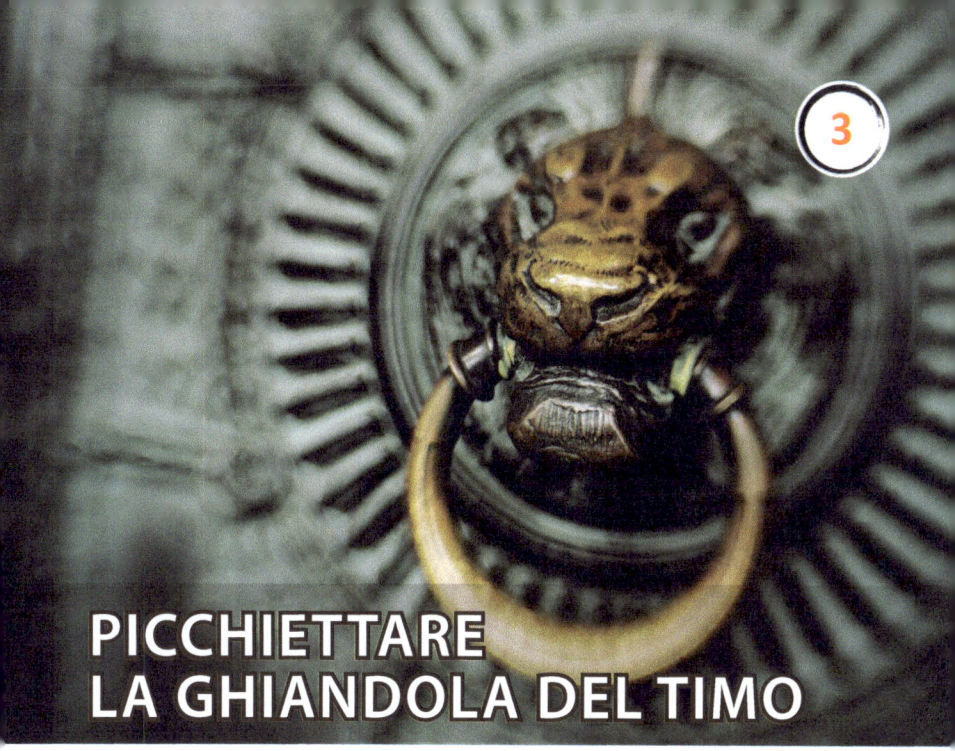

PICCHIETTARE
LA GHIANDOLA DEL TIMO

Premessa

La parola latina "thymus" deriva dal greco "thymos" e significa "soffio vitale". La ghiandola del timo è un organo fondamentale per il sistema immunitario perché rilascia ormoni responsabili della difesa del corpo. Influisce sulla nostra capacità di affrontare stress e attacchi fisici ed emotivi e ci aiuta a combatterli con successo. Il timo è localizzato nella parte superiore del torace, dietro lo sterno, circa 7 cm sotto il giugulo.

Effetto

Questo semplice esercizio elimina lo stress e l'ansia e rafforza le difese. Infonde coraggio e dinamismo e aumenta la vitalità. Anche i bambini e i giovani ne traggono beneficio. Attivate la vostra ghiandola timica prima di un esame, di un colloquio di

19

lavoro o di un discorso al fine di acquisire calma, sicurezza e fiducia in voi stessi.

Svolgimento

Assumete una posizione eretta, in piedi o seduti. Picchiettate per 60 secondi, con la punta delle dita o con i pugni, il timo e/o lo sterno. Mantenete una respirazione e un ritmo regolari. Adattate l'intensità dei colpetti alle vostre esigenze e al vostro benessere. Potete ripetere l'esercizio più volte al giorno. I bambini, mentre attivano questa ghiandola, adorano fare l'urlo di Tarzan.

- **A completamento dell'esercizio vi consiglio di "picchiettare il corpo" (pag. 33).**

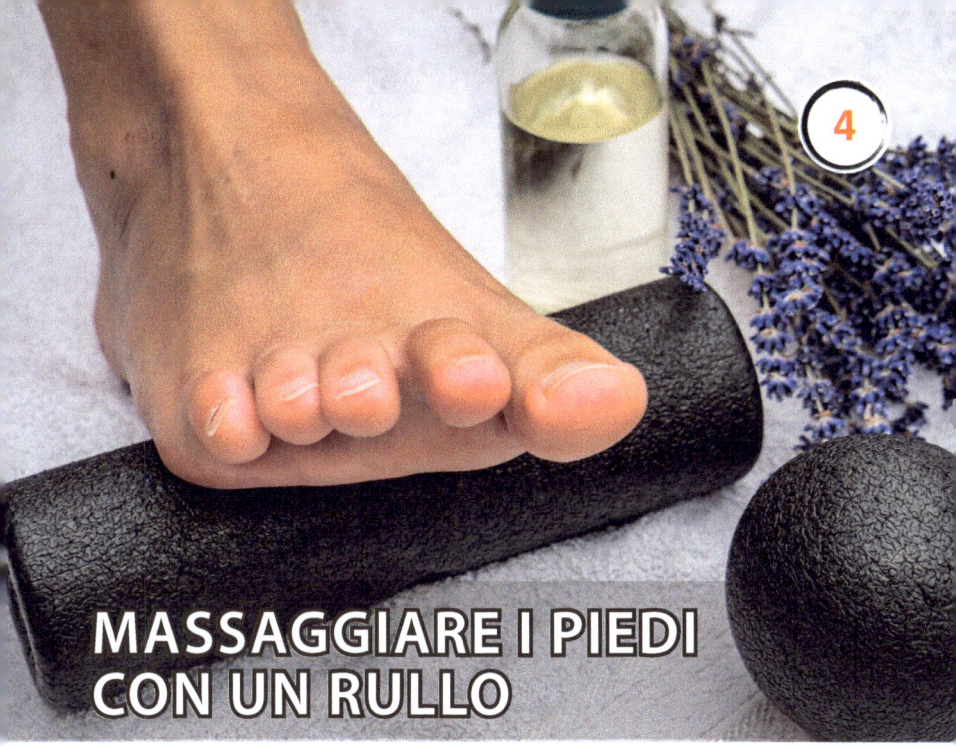

MASSAGGIARE I PIEDI CON UN RULLO

Premessa

I piedi ci accompagnano attraverso tutte le tappe della vita. Una persona in salute compie circa 10.000 passi al giorno. È una ragione sufficiente per prendercene cura e per dedicare a questa parte del corpo attenzioni e coccole. Sul piede si trovano le cosiddette "zone riflesse", ovvero punti collegati a organi o ad altre parti del corpo attraverso i nervi, i vasi sanguigni, il sistema linfatico e i canali energetici (meridiani). Tra un organo e una zona riflessa esiste uno scambio, quindi si influenzano a vicenda.

Effetto

Massaggiare i piedi con un rullo migliora non soltanto la circolazione dei piedi, ma anche quella dell'organo o della parte del corpo collegata con la zona riflessa. Una buona circolazione è fondamentale per stare bene; il sangue, infatti, trasporta nel nostro organismo le sostanze nutritive e quelle di scarto, l'ossigeno, gli ormoni e gli anticorpi. Massaggiando regolarmente i piedi si eliminano depositi o cristalli di acido urico e altre tossine, si stimolano le capacità autocurative dell'organismo, si favorisce la consapevolezza del proprio corpo e si sciolgono tensioni e blocchi. Inoltre si rafforzano i muscoli del piede e si mobilizza la fascia plantare.

Svolgimento

Appoggiate sul pavimento un rullo di legno o di plastica. Il rullo dovrebbe avere un diametro di 3-5 cm e una lunghezza di 15-30 cm. Eventualmente posizionate sotto un antiscivolo, per esempio un tappetino di gomma o simile. Toglietevi i calzini. Cominciate con il piede sinistro e massaggiatelo per 5 minuti andando avanti e indietro sul rullo. Poi massaggiate il piede destro. Fate in modo di lavorare tutta la pianta del piede. Premete con forza anche sui talloni, sull'arco plantare e sugli alluci. Piegate e ruotate il piede per massaggiarne la parte interna ed esterna. È possibile che in un primo momento certe zone e certi punti vi diano un po' fastidio. Durante il massaggio esercitate una pressione che vi permetta di mantenere il volto rilassato e il sorriso sulle labbra. Più regolari sarete nello svolgere l'esercizio, più rapidamente sparirà il fastidio. All'inizio della pratica è consigliabile eseguire il massaggio ogni giorno.

- **A completamento dell'esercizio potete "scrollarvi" (pag. 27).**

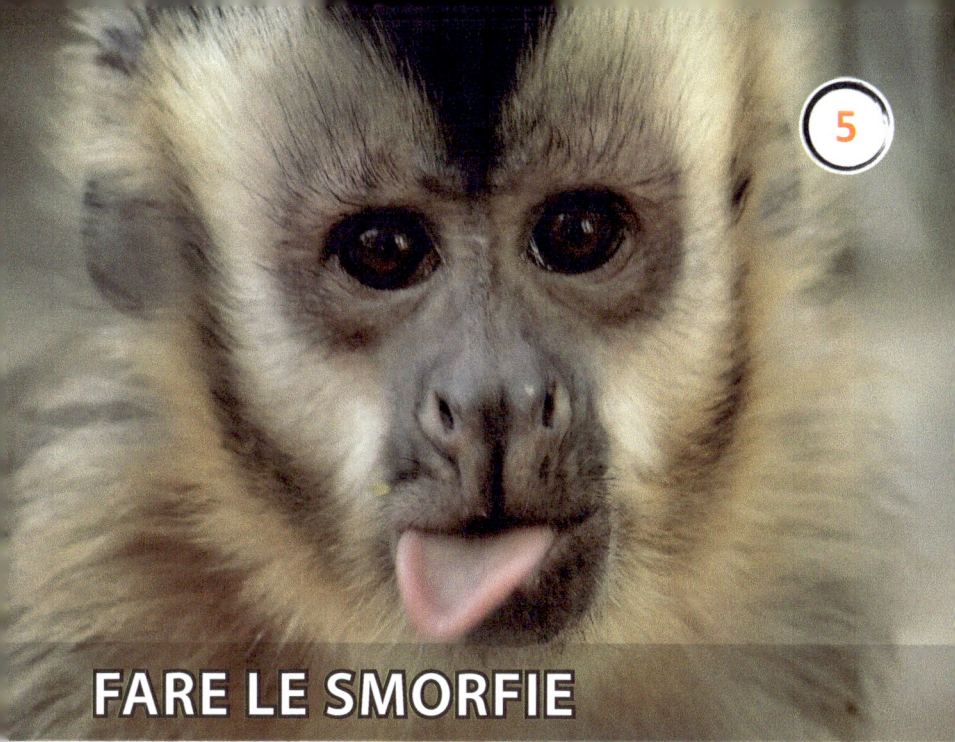

FARE LE SMORFIE

Premessa

Quando siamo stressati e sotto pressione stringiamo i denti. I tratti del nostro viso si irrigidiscono e il respiro diventa corto. I muscoli della mandibola e del collo si contraggono e a volte ci viene il mal di testa. L'esercizio qui descritto deriva dal sukshma yoga. Oggi questa tecnica è usata anche nello yoga facciale.

Effetto

Questo semplice esercizio distende i muscoli del viso. Rilassa, favorisce la circolazione del sangue, ringiovanisce e infonde allegria e felicità.

Svolgimento

Inspirate profondamente e fate una smorfia. Per esempio storcete gli occhi, tirate fuori la lingua, fate piccoli movimenti masticatori o spingete la mandibola avanti e indietro, a destra e a sinistra. Mentre trattenete l'aria, dunque quando non respirate, contraete i muscoli facciali. Rilassateli durante l'espirazione. Se ne sentite il bisogno, fate dei grandi sbadigli. Ripetete l'esercizio altre due volte e cercate di inventare nuove smorfie per attivare tutti i muscoli facciali.

- Come integrazione vi suggerisco di svolgere l'esercizio "lavarsi la faccia" (p. 39).

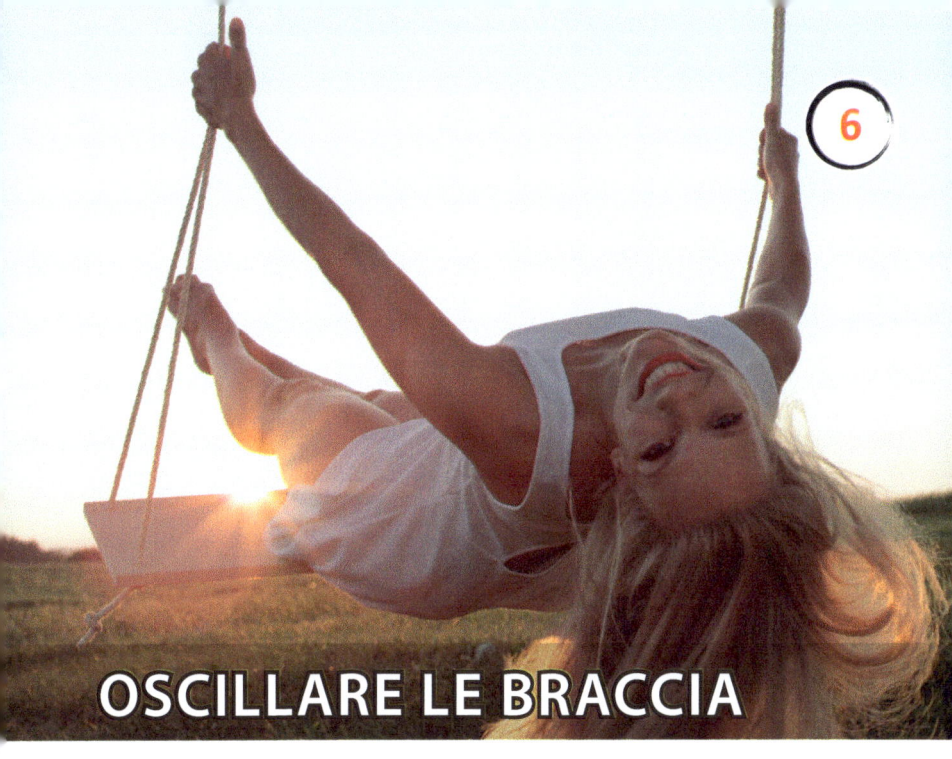

OSCILLARE LE BRACCIA

Premessa

Nelle antiche scritture buddiste, il monaco indiano Bodhidharma, fondatore del buddismo zen e chan, è citato come inventore di questa semplice ma efficacissima pratica del qi gong. In Cina e a Taiwan è ancor oggi molto amata, soprattutto tra le persone più anziane, che s'incontrano nei parchi e che chiacchierano e ridono, oscillando le braccia. Questo esercizio offre numerosi vantaggi: per praticarlo basta poco spazio, è molto efficace e può essere svolto anche senza esperienze precedenti e senza attrezzi.

Effetto

L'oscillazione delle braccia stimola il flusso energetico in tutto il corpo. Colonna vertebrale, spalle, braccia, gambe e muscoli dorsali si rafforzano e si rilassano in modo naturale. Il corpo si decontrae, i blocchi si sciolgono e il qi fluisce liberamente e senza impedimenti. L'esercizio, inoltre, si ripercuote positivamente sull'apparato respiratorio e sul sistema cardiovascolare.

Svolgimento

Mettetevi in posizione eretta, con i piedi paralleli aperti tanto quanto il bacino o le spalle. Le gambe sono morbide, con le ginocchia leggermente piegate. In alternativa, se stare in piedi è troppo faticoso, potete sedervi su una sedia. Durante l'esercizio inspirate ed espirate con il naso. Iniziate a oscillare entrambe le braccia: sollevatele in avanti fino all'altezza delle spalle, poi lasciatele ricadere all'indietro lungo i fianchi. Quando alzate le braccia, i palmi devono essere rivolti verso l'alto. Muovetele avanti e indietro come un pendolo e rilassate la mente. Esercitatevi per almeno 5 minuti, mantenendo un ritmo regolare e fluido. Poi riducete lentamente la velocità del movimento fino a riportare le braccia lungo il corpo. Percepitevi ancora un po'.

• **A completamento dell'esercizio potete "picchiettare la ghiandola del timo" (p. 19).**

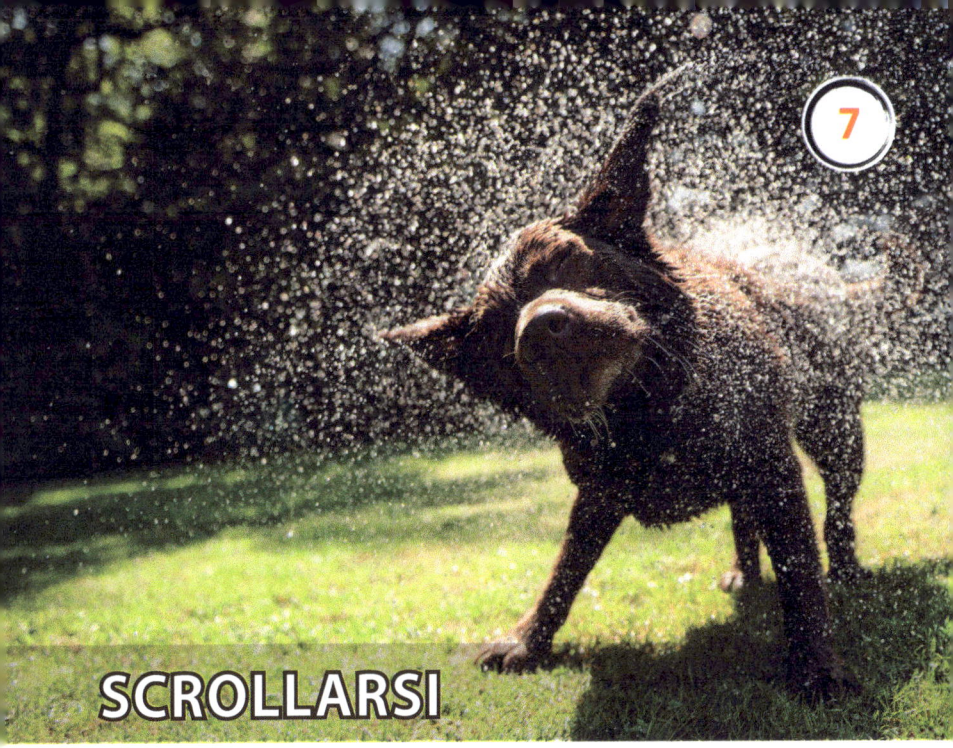

SCROLLARSI

Premessa

In Cina questa pratica del qi gong è molto nota e amata e oggi lo è anche in Occidente. È facile da eseguire e ha un effetto straordinario. In Cina tutti conoscono il detto: "Scrollati di dosso malattie e pensieri". Lo scopo dell'esercizio è riportare l'energia del corpo nel flusso naturale, ricevere nuovo qi e restituire quello esaurito.

Effetto

Questo semplice esercizio elimina le tensioni fisiche e mentali. Ha un'azione purificante, armonizzante e fortificante. Grazie a esso l'energia si fa strada nel corpo e spazza via la stanchezza. Scrollarsi rinvigorisce e ha un effetto curativo, rivitalizzante ed equilibrante.

Svolgimento

Mettetevi in posizione eretta, con i piedi paralleli, divaricati quanto il bacino o le spalle. Le gambe sono morbide, con le ginocchia leggermente piegate. Fate in modo di essere stabili. Durante l'esercizio rimanete centrati e ben ancorati a terra. Chiudete gli occhi, inspirate ed espirate attraverso il naso con un ritmo leggero e naturale. Rilassate le spalle e sciogliete braccia e mani. Restate in questa posizione per circa 1 minuto. Poi iniziate a scuotere il corpo partendo dalle gambe. Il gesto deve essere effettuato in modo spontaneo. Cercate di muovere tutto. Scrollate ogni arto, ogni muscolo, ogni organo e ogni cellula. Mollate, scuotetevi, non controllate, non pensate e non trattenete. Continuate per almeno 5 minuti, meglio 10. Poi rallentate fino a fermarvi. Restate per due minuti in totale pace e silenzio e ascoltatevi. Praticate l'esercizio quotidianamente.

* **Come integrazione vi suggerisco di provare la "canna di bambù mossa dal vento" (p. 159).**

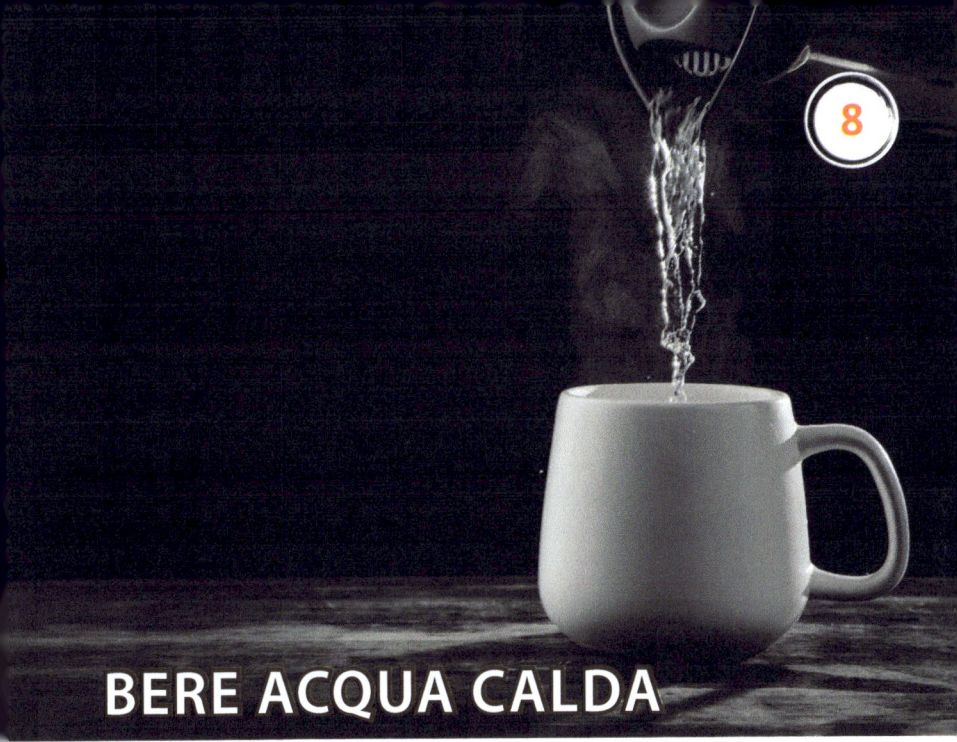

BERE ACQUA CALDA

Premessa

L'acqua è un elisir di lunga vita. Bere regolarmente acqua calda fa molto bene e aumenta incredibilmente il benessere perché rinfresca e rivitalizza. La carenza di acqua si manifesta rapidamente con sintomi come stanchezza, perdita della concentrazione e irritabilità. Siccome il corpo umano è composto per circa il 75% da acqua, essa viene assorbita, utilizzata ed espulsa facilmente. Bere regolarmente acqua calda facilita il lavoro dei reni e del fegato e reintegra le riserve di liquidi nel corpo.

Effetto

Bere acqua calda nel corso della giornata attiva il metabolismo, disintossica, rafforza gli organi dell'apparato digerente e stimola la digestione. Riscalda il centro interiore, elimina le tossine, riduce il peso in eccesso, stimola l'espulsione di liquidi e aumenta la vitalità e l'elasticità della pelle. Se questa pratica è eseguita regolarmente, dopo un po' comparirà una sana e normale sensazione di fame e sete. In Cina si pensa che una fame esagerata sia un segnale di sete male interpretato.

Svolgimento

Portate a ebollizione 2 litri di acqua e lasciatela bollire per circa 10 minuti. Versatela in un thermos e bevetene almeno 200 ml 8 volte al giorno. Cominciate la mattina, ingerendone a stomaco vuoto 200-500 ml.

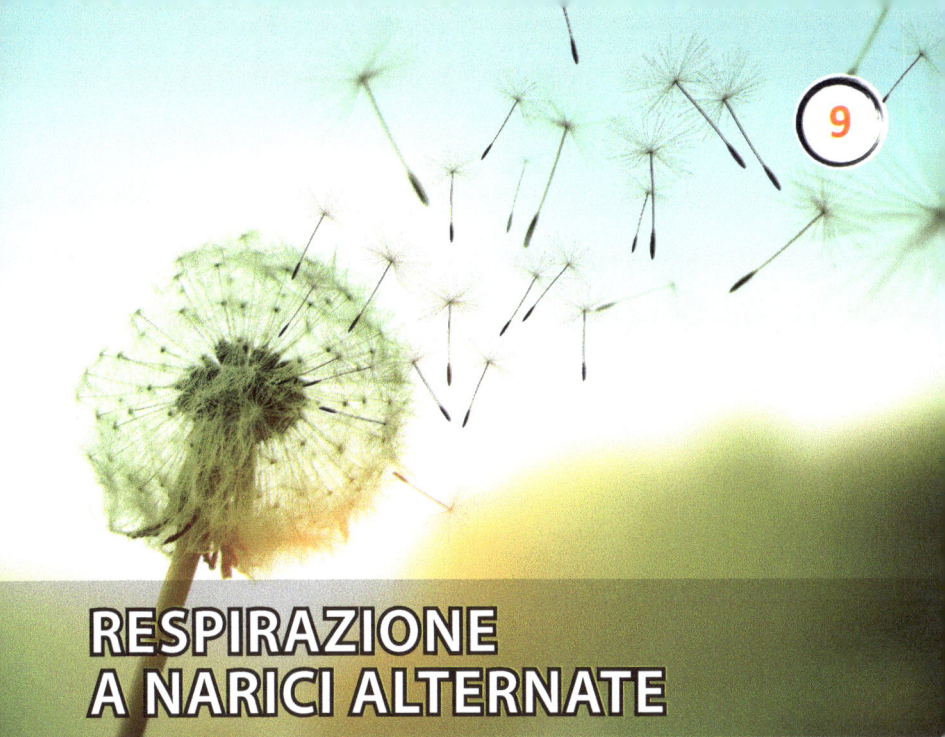

RESPIRAZIONE A NARICI ALTERNATE

Premessa

Da sempre il respiro ha la funzione di ponte tra corpo e mente. Ciascuno di noi ha un ritmo respiratorio personale. Di solito respiriamo inconsciamente, per questo abbiamo poco controllo sul nostro corpo, sulla nostra mente e sul nostro sistema energetico. Se impariamo a respirare con consapevolezza, potremo influire non soltanto sul nostro respiro, ma anche sulla nostra psiche e sulla nostra energia.

Effetto

Questo esercizio purifica il sistema energetico, elimina i blocchi, migliora la concentrazione, ha un'azione equilibrante e centrante. La respirazione a narici alternate previene il raffreddore, le allergie, l'asma e la febbre da fieno, aumenta la capacità polmonare e mantiene in forma il cuore e la circolazione sanguigna. Calma i nervi e favorisce la pace interiore, rafforzando l'equilibrio fisico e mentale.

Svolgimento

Sedetevi su una sedia o sul pavimento, sopra un cuscino, con la schiena eretta. Non esercitatevi se avete poco tempo o la pancia piena. Innanzitutto soffiatevi il naso e, per sicurezza, tenete a portata di mano un fazzoletto. Con il pollice della mano destra tappate la narice destra e con l'anulare e il mignolo destro chiudete completamente la narice sinistra. Il medio e l'indice destro sono piegati in modo che i polpastrelli tocchino il palmo della mano. Questa è la posizione delle dita per la respirazione a narici alternate. Inspirate ed espirate una volta, consapevolmente e profondamente, attraverso entrambe le narici. Poi inspirate e con il pollice tappate la narice destra. Espirate attraverso la sinistra. Inspirate di nuovo senza interruzione con la narice sinistra e tappatela. Adesso entrambe le narici sono chiuse. Trattenete il respiro, ma senza restare senza fiato. Staccate il pollice ed espirate con la narice destra. Inspirate di nuovo, senza interruzione, con la narice destra e ritappatela. Fate una breve pausa respiratoria, senza soffocare. Sollevate l'anulare e il mignolo ed espirate con la narice sinistra. A questo punto avete eseguito una respirazione alternata completa. Ripetete il procedimento almeno 8 volte e percepitevi per qualche minuto.

- **In aggiunta potete effettuare la "respirazione di lunga vita" (p. 81) e la "respirazione del calabrone" (p. 87).**

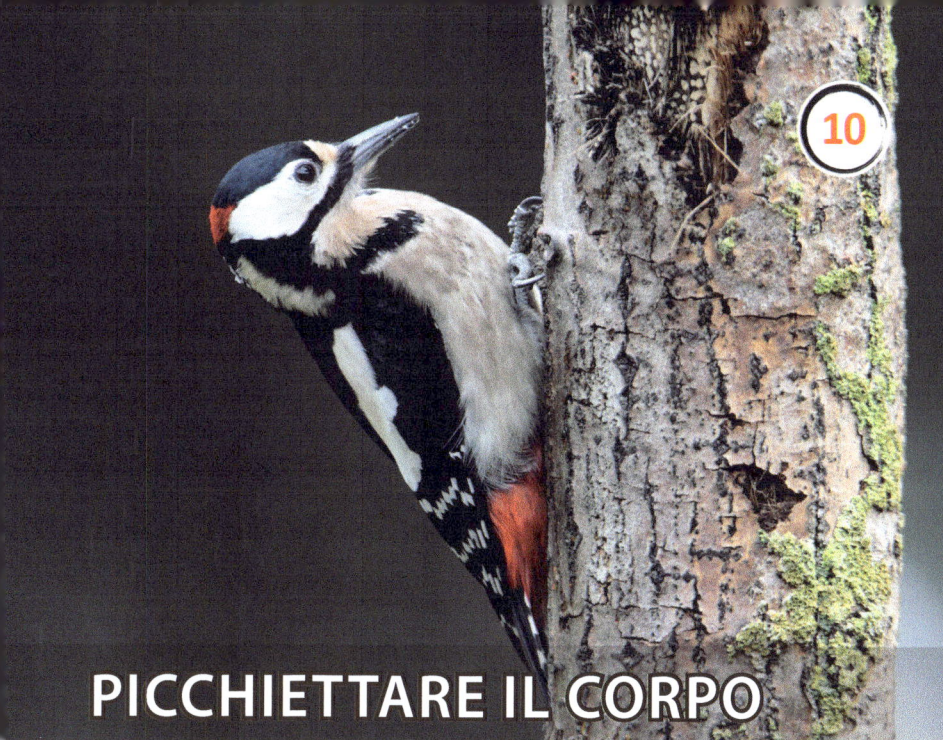

PICCHIETTARE IL CORPO

Premessa

Il termine cinese "qi gong" indica il lavoro con il qi, ovvero con l'energia, e include esercizi in movimento e statici. Picchiettare il corpo è uno dei più semplici. Si tratta di una pratica salutare ed efficace, che richiede poco tempo e spazio e nessun attrezzo. Coltivare la propria energia è fondamentale. Solo così i blocchi energetici possono essere individuati e dissolti per tempo. In Cina e a Taiwan questo esercizio, che ristabilisce l'armonia fisica e mentale, è anche denominato "massaggio a tamburello". Invece della mano aperta, i praticanti usano un fascio di piccole canne di bambù legate fra loro allo scopo di aumentare l'effetto del picchiettamento. Si utilizzano anche sacchettini riempiti con la sabbia.

Effetto

Questo massaggio migliora la circolazione e favorisce il flusso del qi. Tonifica e riattiva il corpo e mantiene in buona salute. Dopo il trattamento vi sentirete sciolti, rilassati e riposati e la vostra energia positiva si risveglierà.

Svolgimento

Mettetevi in posizione eretta, con i piedi paralleli, divaricati quanto il bacino o le spalle. Le gambe sono morbide, con le ginocchia leggermente piegate. In alternativa, se stare in piedi vi affatica, potete sedervi su una sedia. Per tutto l'esercizio inspirate ed espirate l'aria dal naso, seguendo un ritmo naturale. Picchiettate il corpo con il palmo della mano leggermente concavo. Iniziate dalle spalle e dalle braccia. Proseguite sul petto, sull'addome, sul bacino e sulla schiena. Massaggiate nello stesso modo anche i glutei e le gambe. Naturalmente potete cambiare mano. In alternativa potete strofinare vigorosamente la mano aperta su punti sensibili come le articolazioni o il ventre. Infine osservatevi per un po'.

- **Per una salutare integrazione di questo esercizio vi consiglio, prima o dopo il massaggio, le pratiche "lavarsi la faccia" (pag. 39) e "picchiettare la ghiandola del timo" (pag. 19).**

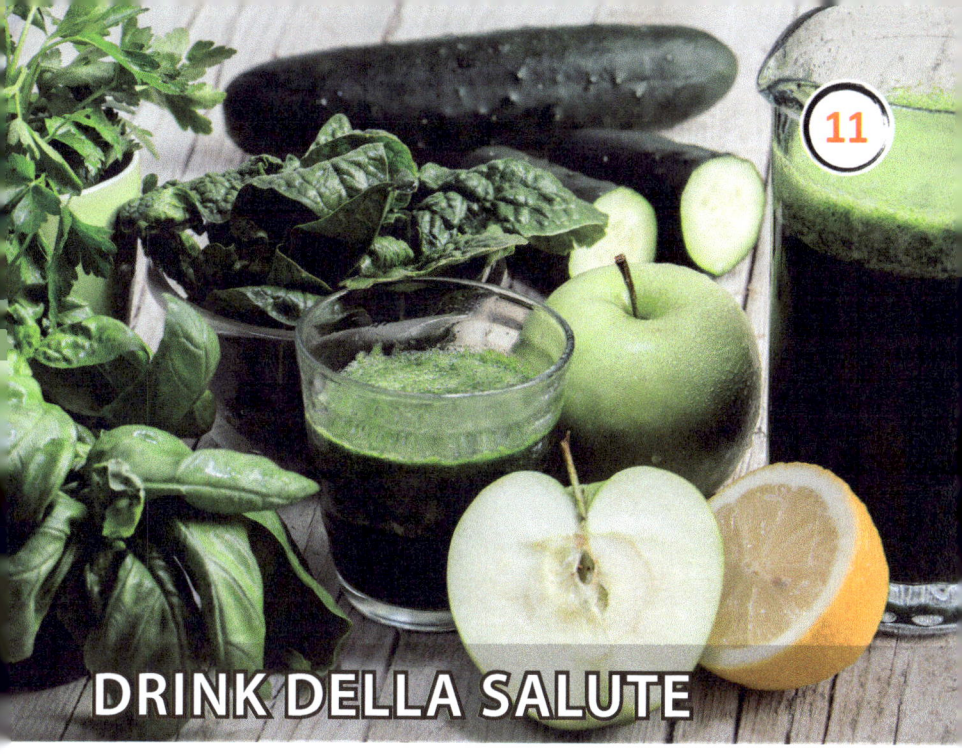

DRINK DELLA SALUTE

Premessa

Le bevande a base di frutta e verdura preparate in casa sono una vera miniera di sostanze nutrienti. Forniscono l'energia necessaria in ogni periodo dell'anno. E poi è un enorme piacere prepararsi qualcosa di buono e sano, senza aromatizzanti e coloranti. Questo succo è perfetto in primavera per una cura disintossicante e purificante. Il sapore è squisito e la preparazione veloce.

Effetto

Le foglie di tarassaco sono particolarmente ricche di minerali e oligoelementi. Aiutano la digestione e stimolano il metabolismo. Le mele migliorano le prestazioni e tengono la mente in forma e vigile. Sono bombe vitaminiche e stimolano l'attività intestinale. Le arance favoriscono il metabolismo dei lipidi, contengono molti preziosi antiossidanti e influiscono positivamente sulla detossificazione dell'organismo.

Drink della salute

Ingredienti

- 1 manciata di foglie di tarassaco fresche
- 1 arancia
- 1 mela
- 125 ml di bevanda vegetale, per esempio a base di soia
- 1 cucchiaino di sciroppo di dattero

Preparazione

Lavate le foglie di tarassaco e tagliatele a striscioline. Spremete l'arancia. Dividete in quattro la mela e rimuovete il torsolo. Mettete gli ingredienti in un recipiente a sponde alte e riduceteli a una purea. Dolcificate a piacimento e assaporate il drink.

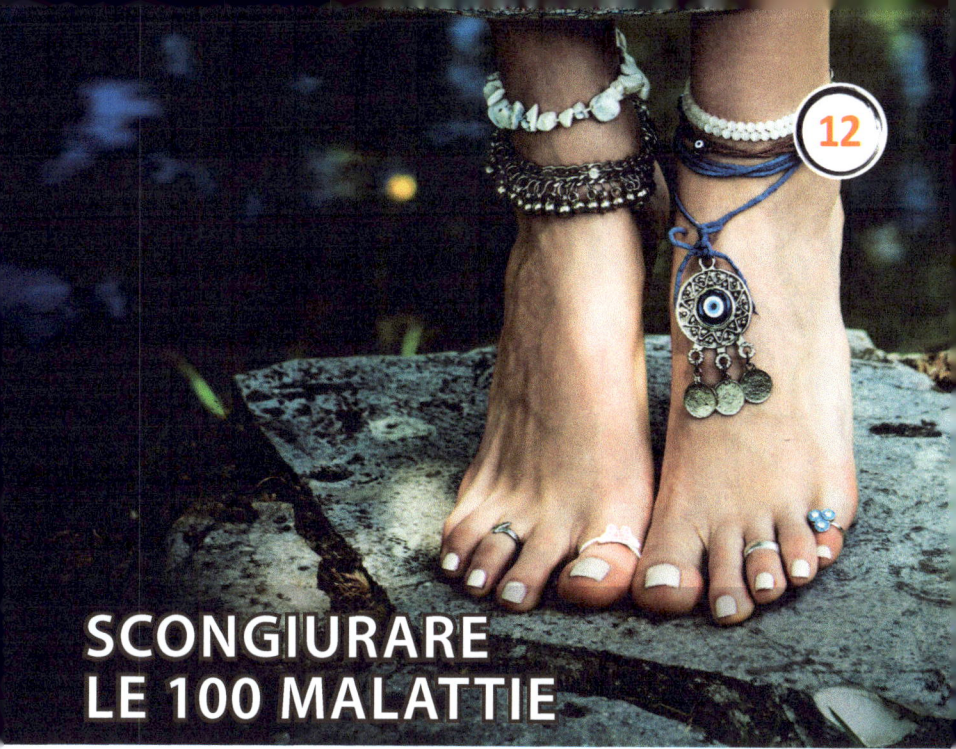

SCONGIURARE LE 100 MALATTIE

Premessa

Questo famoso esercizio deriva dal qi gong. È l'ultima figura degli otto pezzi di broccato. Può essere praticato benissimo anche da solo.

Effetto

Questo eccezionale movimento libera e rilassa tutto il corpo. Lasciandosi cadere sulle piante dei piedi, i blocchi si sciolgono e il flusso energetico si attiva. La circolazione migliora e lo yin e lo yang, le due forze polari dell'organismo, si armonizzano. L'esercizio rinforza la colonna vertebrale e ha un effetto positivo su tutti gli organi. Attraverso le vibrazioni si stimolano i canali energetici.

Svolgimento

State in piedi, con le gambe unite. Rilassate le braccia. Inspirate e attivate il corpo. Contraete i muscoli e sollevate i talloni dal pavimento. Percepite la tensione. Sentite il peso sugli alluci e sulle dita dei piedi. Espirate e rilassatevi. Lasciate cadere a terra i talloni, in modo che il corpo sia scosso dolcemente. Ripetete l'esercizio 7 volte. Successivamente restate con i piedi ancorati al pavimento e ascoltatevi.

- **In aggiunta potete "scrollarvi" (pag. 27).**

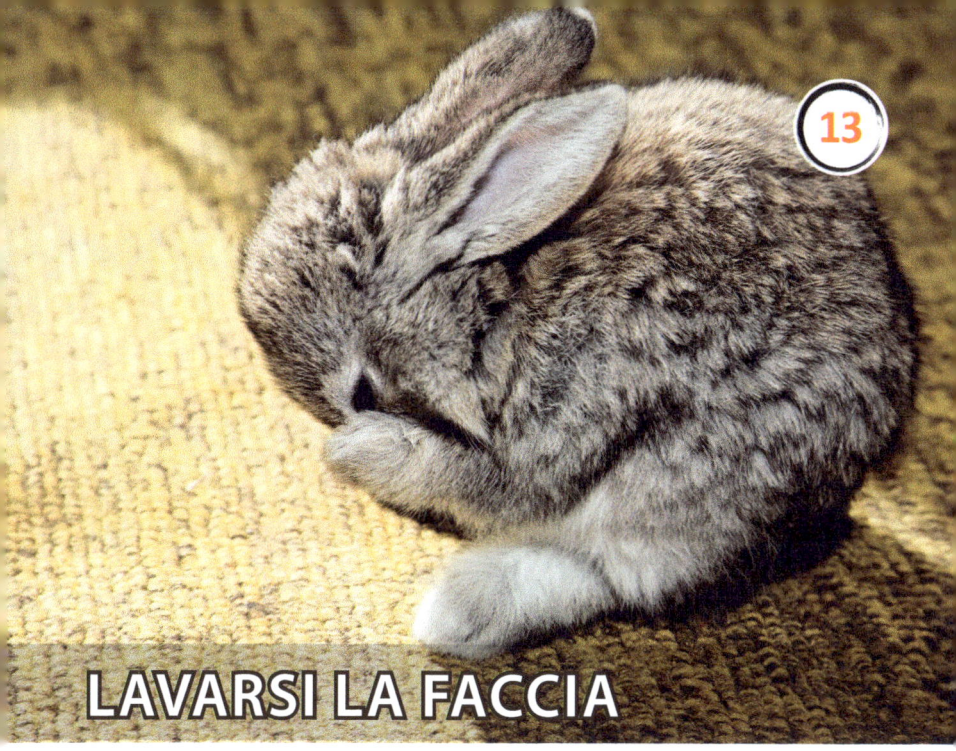

LAVARSI LA FACCIA

Premessa

Anche questo esercizio appartiene alla categoria delle pratiche di qi gong semplici ma efficaci, che ripristinano la naturale armonia di corpo e mente. Durante il "lavaggio", il viso riceve una sferzata di fresca energia, i blocchi e le tracce di stanchezza sono cancellati.

Effetto

L'esercizio rivitalizza e ringiovanisce il volto, rafforza il flusso di qi e il benessere. Rende vigili, favorisce un pensiero lucido e concentrato e rilassa la mente.

Svolgimento

Mettetevi in piedi o seduti. Toglietevi gli occhiali, se li portate. Per tutto l'esercizio inspirate ed espirate con il naso in modo naturale. Sfregate le mani tra loro finché diventano piacevolmente calde. Poi immaginate che siano una salvietta. Lavatevi o strofinatevi energicamente la faccia. Se volete, potete passarle anche sul collo e sulla gola. Ripetete l'esercizio tutti i giorni per farvi una coccola.

- "Massaggiare le orecchie" (pag. 69) e "pettinarsi i capelli" (pag. 79) aumenterà notevolmente il vostro benessere.

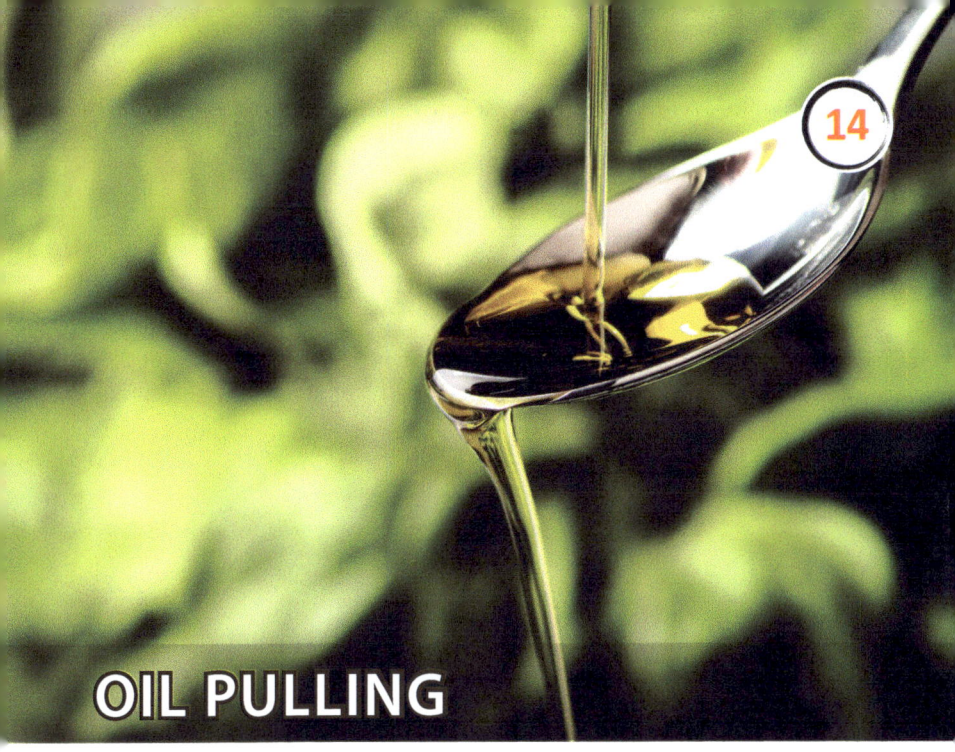

OIL PULLING

Premessa

L'oil pulling, ovvero sciacquarsi la bocca con l'olio, fu riscoperto negli anni Novanta dalla medicina popolare russa. Questo rimedio semplice, economico ed efficace affonda le proprie radici in India e in Tibet.

Effetto

Un oil pulling eseguito correttamente, con un risciacquo al giorno per quattro settimane, purifica, disintossica e ripulisce il corpo. Questo rimedio aiuta a espellere le tossine, attiva il sistema linfatico e rafforza quello immunitario. È utile in caso di problemi cutanei, mal di testa e di denti, dolori articolari e muscolari, disturbi intestinali, epatici e renali e in generale di difficoltà digestive.

Svolgimento

Prendete, appena svegli, a stomaco vuoto, 1 cucchiaio di olio di semi di girasole naturale spremuto a freddo. In altre tradizioni si usano anche l'olio di oliva o di sesamo. Passatelo lentamente in tutta la cavità orale, spingetelo tra i denti, evitando di ingoiarlo. Tenetelo in bocca finché la sua consistenza e il suo colore cambiano. Inizialmente l'olio è di colore giallo chiaro e di consistenza fluida. Dopo l'applicazione diventa lattiginoso e viscoso. Normalmente il trattamento dura 10-20 minuti. Poi sputate l'olio in bagno o in un fazzoletto. State attenti a non ingerirlo perché le tossine devono essere espulse. Sciacquatevi infine la bocca con acqua calda, rimuovete dalla lingua la patina che si è formata e pulite bene i denti.

- In aggiunta vi consiglio l'esercizio "pulire la lingua" (pag. 111).

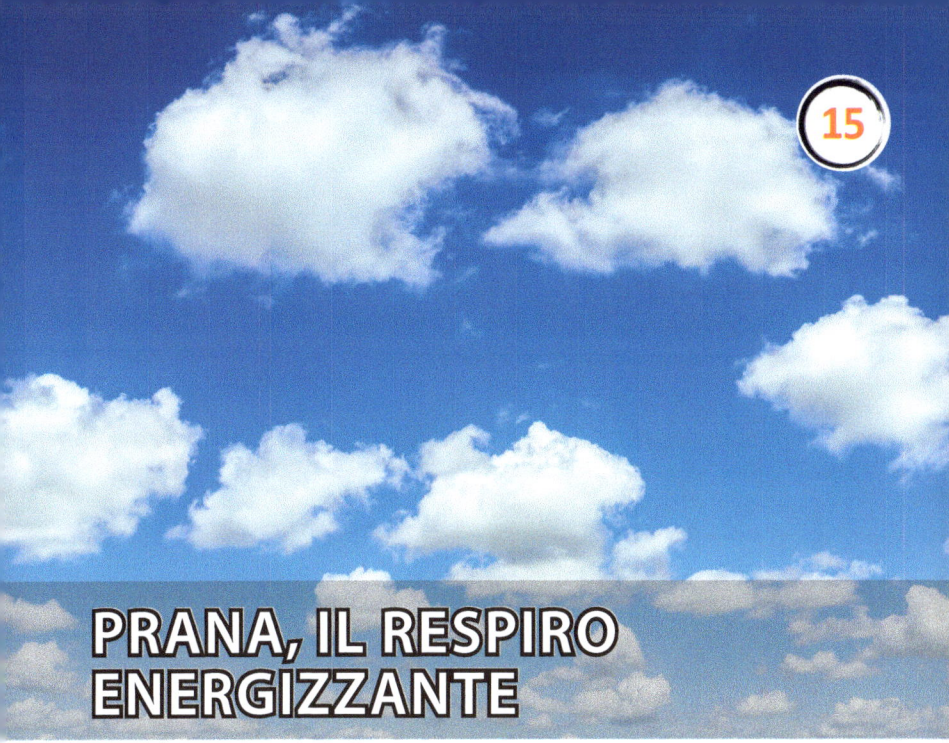

15

PRANA, IL RESPIRO ENERGIZZANTE

Premessa

Nella fisiologia sottile dello yoga e dell'ayurveda si parte dal presupposto che il prana, la forza vitale, si manifesti nell'organismo umano attraverso cinque aspetti funzionali o "venti". Il prana è legato in particolare all'inspirazione, ha un effetto vitalizzante e stabilizzante, assorbe energia ed è localizzato nella testa (cervello) e nel cuore. Controlla inoltre il respiro, le funzioni sensoriali e le attività intellettuali ed è responsabile dell'aumento della ricettività mentale, quindi di una migliore percezione o intuizione.

Effetto

Questo esercizio di respirazione aiuta in caso di allergie, raffreddori, malattie del cervello e del sistema nervoso. Aiuta l'organismo in caso di spossatezza, allevia il mal di testa e migliora le prestazioni.

Svolgimento

Assumete una posizione seduta stabile, con la schiena eretta. Connettetevi con il vostro respiro naturale. Con il pensiero portate l'energia dell'inspirazione dal cielo e dallo spazio circostante, passando per la testa, fino al terzo occhio, situato tra le sopracciglia. Trattenete l'energia a polmoni pieni, bloccando per un momento l'aria come se fosse una sfera di luce posizionata sul chakra della fronte. Poi immaginate di espirare attraverso il terzo occhio. Proverete una sensazione di freschezza, vitalità e chiarezza. Ripetete l'esercizio per 3-5 minuti. Osservatevi ancora un po'.

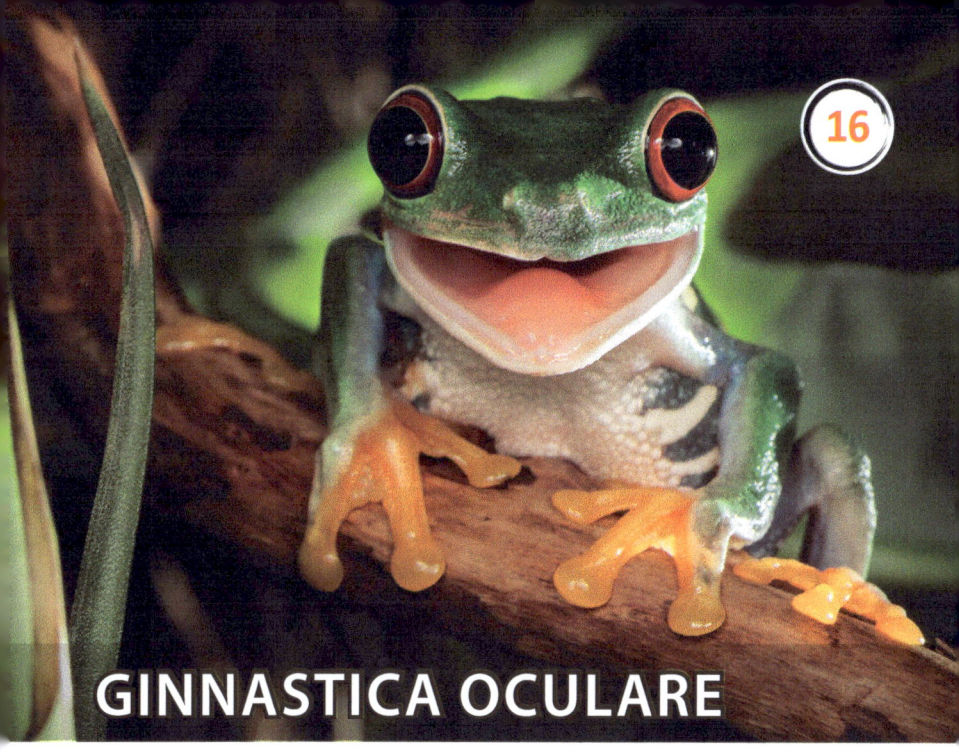

16

GINNASTICA OCULARE

Premessa

Circa il 90% delle esperienze sensoriali passa per gli occhi. Ciascun occhio è mosso da sette muscoli. I muscoli necessitano di essere sollecitati in modo adeguato perché solo così restano sani e possono svolgere la propria naturale funzione. È una ragione sufficiente per concedere loro, di tanto in tanto, una pausa e un po' di riposo. Gli occhi si affaticano soprattutto quando lavoriamo per tanto tempo davanti a uno schermo: questo può provocare tensione, bruciore, secchezza, peggioramento della vista, cefalea e dolori al collo. Anche l'uso prolungato dello smartphone e troppa televisione alla lunga fanno male. Perciò è importante che la muscolatura oculare sia regolarmente allenata e rilassata.

Effetto

Questa ginnastica tiene in allenamento i muscoli oculari. Vi aiuterà a conservare e a migliorare la vista. Inoltre vi sarà utile in caso di stanchezza e secchezza oculare e farà fluire il qi.

Svolgimento

1. Sfregate tra loro i palmi delle mani fino a sentirli piacevolmente caldi. Appoggiateli piano, per circa 30 secondi, sugli occhi chiusi. Calore e buio avranno un effetto molto benefico.

2. Adesso fate un paio di grandi sbadigli, uno dopo l'altro. Così inumidirete la zona in modo naturale. In alternativa o in aggiunta potete sbattere le palpebre velocemente e ripetutamente.

3. Tenete la testa dritta e guardate 8 volte più lontano possibile, a sinistra e a destra. Poi volgete lo sguardo 8 volte in alto e in basso. Ruotate gli occhi 8 volte in entrambe le direzioni. Infine descrivete, sempre 8 volte, un otto rovesciato.

4. Lasciate vagare lo sguardo nella stanza e focalizzatevi su oggetti posizionati a distanze diverse.

5. Guardate fuori dalla finestra. Fissate in lontananza e poi osservate un oggetto vicino. Di nuovo guardate lontano.

6. Ripetete i punti 1 e 2.

7. Infine chiudete gli occhi per un paio di secondi o minuti.

• **A completamento della ginnastica potete eseguire un "bagno oculare" (pag. 17).**

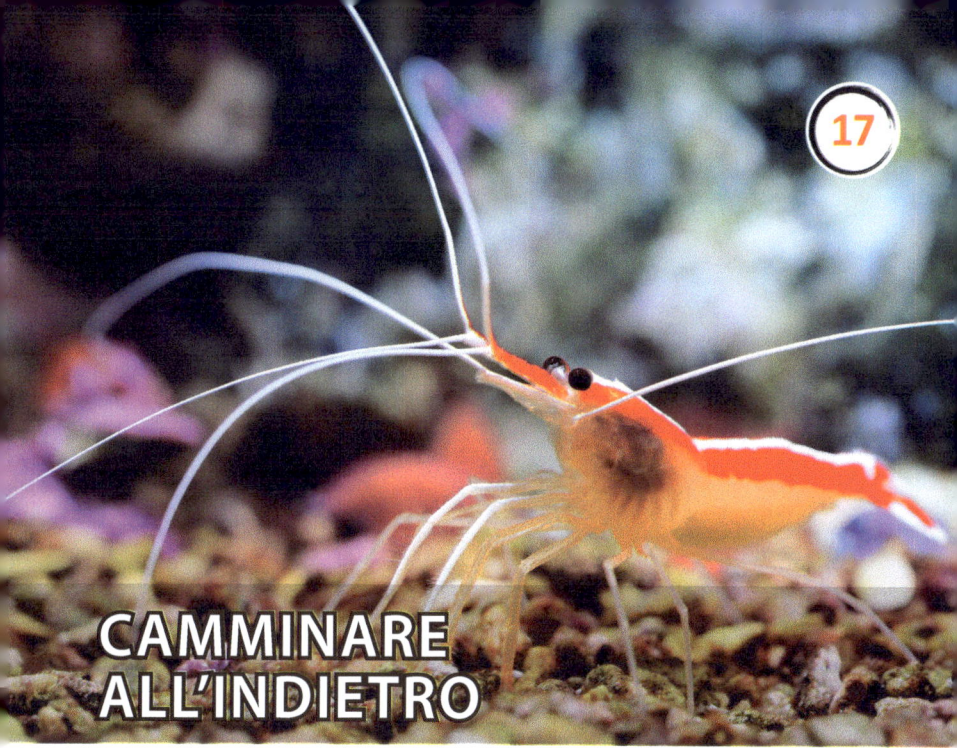

17

CAMMINARE ALL'INDIETRO

Premessa

Normalmente ci spostiamo in avanti. Eppure, ogni tanto, ci fa bene cambiare la direzione dello sguardo e usare altri gruppi muscolari. Assumere una nuova prospettiva tiene in allenamento i sensi. Un proverbio asiatico dice: "100 passi indietro portano più lontano di 1000 passi avanti". Camminare all'indietro è un'attività molto amata soprattutto dai cinesi e dai giapponesi. Viene praticata in gruppo o da soli. Prevede di camminare lungo una linea retta o in cerchio; i più bravi salgono addirittura le scale. Anche in altre discipline, per esempio nello yoga, esistono posizioni invertite e i loro benefici su chi le pratica sono noti.

Effetto

Questo esercizio migliora la coordinazione e la concentrazione e collega l'emisfero sinistro del cervello con il destro. Rafforza i sensi, stimola l'immaginazione e sviluppa muscoli che non si attivano quando camminiamo in avanti. Andare all'indietro affina l'udito, migliora l'equilibrio e offre benefici alla schiena, alle ginocchia e al bacino. Capovolge il normale flusso delle cose e ha un effetto positivo e rinforzante sul sistema energetico di tutto il corpo. Svolge un'azione rilassante, equilibrante e benefica sulla mente.

Svolgimento

Prima di iniziare la pratica assicuratevi di trovarvi in un ambiente sicuro. Spostate gli oggetti pericolosi e allontanatevi da strade o luoghi trafficati. Iniziate con piccoli passi lenti e tracciate un grande cerchio. Evitate di piegare la testa all'indietro. Cercate di ascoltare e di percepire come e dove state andando. Allenandovi e avendo fiducia nelle vostre capacità potrete camminare all'indietro anche per tratti più lunghi, all'aperto. Sforzatevi di mantenere una respirazione calma e rilassata. Procedete in questo modo finché vi sentite tranquilli e non avvertite tensione fisica o mentale.

- **A completamento della pratica vi suggerisco l'esercizio "Stare come un albero" (pag. 57).**

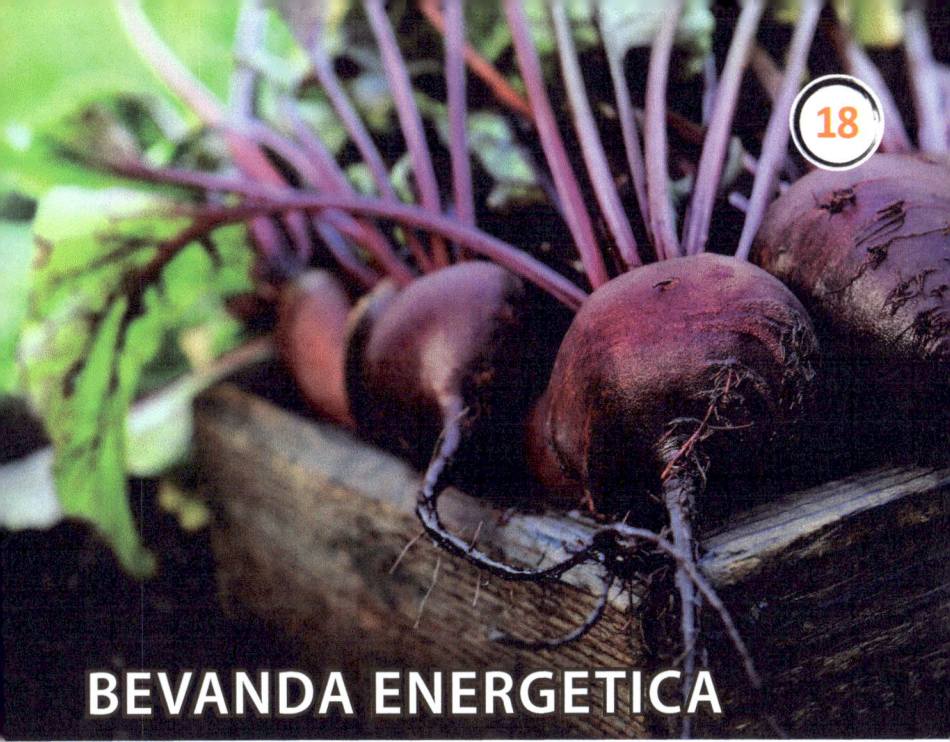

18

BEVANDA ENERGETICA

Premessa

Questo "energy drink" derivante dall'ayurveda, l'antica medicina indiana, ha un sapore delizioso. È di facile e veloce preparazione ed è altamente digeribile.

Effetto

Lo zenzero è il re delle spezie ayurvediche. Rafforza il fuoco digestivo, protegge la flora intestinale, abbassa il colesterolo e la pressione del sangue. Ha un effetto riscaldante e stimolante, elimina le tossine e combatte il raffreddore. La barbabietola contiene molte preziose vitamine. Presenta un elevato contenuto di ferro e pulisce il sangue e l'intestino. Le carote sono ricchissime di vitamine, sostanze nutrienti e fibre. Il cardamomo stimola la digestione, contrasta la produzione di muco e incrementa la forza vitale. Favorisce la lucidità mentale e combatte la stanchezza. Il limone è un'ottima fonte di vitamina C. L'acidità ha un'azione rivitalizzante e stimolante, aumenta le difese naturali e facilita la digestione. Lo sciroppo d'acero è un'eccezionale fonte di energia contro affaticamento e spossatezza.

Bevanda energetica

Ingredienti
- 3 carote
- 1 barbabietola
- 1 fetta di zenzero spessa 1 cm
- ½ cucchiaio di succo di limone
- 1 pizzico di cardamomo
- ½ cucchiaio di sciroppo d'acero

Preparazione
Centrifugate le carote, la barbabietola e lo zenzero. Aggiungete il succo di limone, il cardamomo e lo sciroppo d'acero e mescolate tutto. Gustate subito il drink.

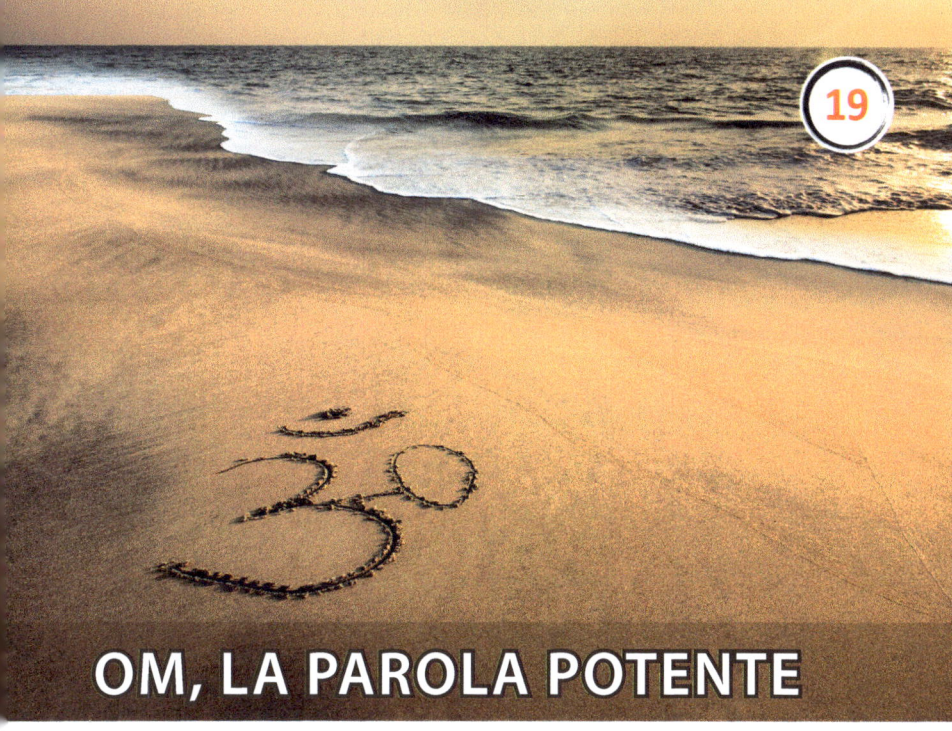

19

OM, LA PAROLA POTENTE

Premessa

OM (AUM) è uno dei mantra più potenti di tutti i tempi. È il suono cosmico primordiale, la vibrazione originaria trascendentale. OM è il rumore dell'assoluto e simboleggia l'unità dell'essere.

Effetto

Recitare o intonare l'OM aiuta a ritrovare l'equilibrio interiore e la concentrazione. Stimola l'energia primordiale e la lucidità e combatte la depressione. Inoltre favorisce la pace interiore e l'armonia e infonde forza e vitalità. Il mantra OM riporta corpo e mente al presente e li ricongiunge.

Svolgimento

Sedetevi su una sedia o su un cuscino appoggiato a terra, oppure state in piedi. Chiudete gli occhi e fate consapevolmente un paio di inspirazioni ed espirazioni calme e profonde. Percepite, senza giudicare, il vostro corpo e il vostro stato mentale. Inspirate a fondo. Durante l'espirazione intonate l'OM. Fate in modo di espellere l'aria più lentamente possibile, ma senza contrarvi o andare in apnea. Ripetete l'esercizio almeno 5 volte. Poi tornate alla vostra respirazione naturale e ascoltatevi. Potete recitare o cantare il mantra ogni giorno, tutte le volte che lo desiderate. Più vi allenerete, più potente sarà l'effetto.

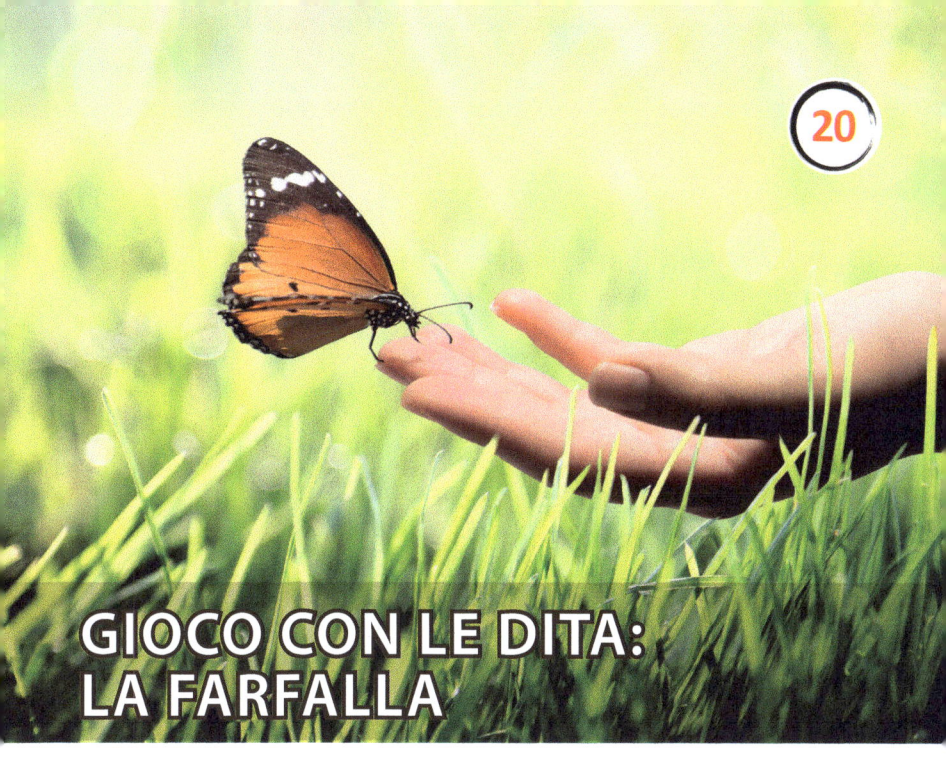

20

GIOCO CON LE DITA: LA FARFALLA

Premessa

In una persona adulta si contano 206 ossa. Ciascuna mano ne possiede 27, sicché un quarto di tutte le ossa del corpo si trova nelle due estremità degli arti superiori. La medicina tradizionale cinese si è avvalsa di questa conoscenza per sviluppare uno speciale qi gong delle dita che favorisce e promuove la salute e il processo di guarigione fisica e mentale.

Effetto

Questo semplice esercizio rafforza il cuore e il sistema cardiocircolatorio, ristora la mente, allena il cervello e attiva l'energia e il flusso di qi in tutto il corpo.

Svolgimento

Congiungete i palmi delle mani davanti al petto. Le punte delle dita sono rivolte verso l'alto. Divaricatele leggermente. Muovete o intrecciate i mignoli alternandoli in modo tale che una volta si trovi all'esterno il destro e una volta il sinistro. Ripetete il movimento 10 volte. Fate lo stesso con l'anulare, il medio, l'indice e il pollice. Incrociate ogni coppia di dita 10 volte. Respirate con calma e regolarità, rilassando i muscoli del viso. Potete svolgere l'esercizio stando seduti, in piedi o camminando.

• **Per completarlo vi consiglio la "presa dell'orso" (pag. 99).**

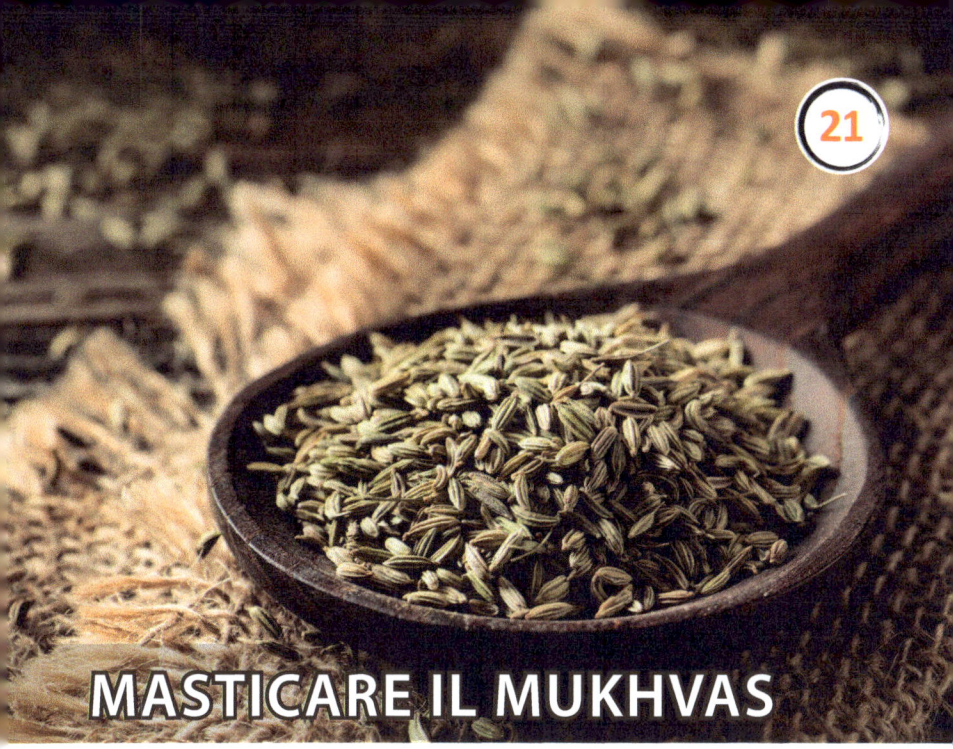

21

MASTICARE IL MUKHVAS

Premessa

Il mukhvas è uno spuntino indiano rinfrescante. Il termine "mukhvas" è composto dalle parole "mukha" (bocca, gola, faccia) e "vas" (rendere fragrante, riempire di profumo). Nell'ayurveda si consiglia di masticare piccole quantità di questa miscela aromatica di semi dopo i pasti. Ne esistono numerose varianti: alcuni mukhvas sono composti da un solo ingrediente, altri da diversi.

Effetto

Questo digestivo indiano rinfresca la bocca e l'alito e sviluppa l'intuito. Facilita la digestione, combatte il bruciore di stomaco e la flatulenza.

Mukhvas

Ingredienti
- 30 g di semi di finocchio tostati
- 30 g di semi di sesamo tostati
- 30 g di semi di anice tostati

Preparazione
Mescolate tutti gli ingredienti e metteteli in un contenitore ermetico. Se comprate dei semi non tostati, potete eseguire voi stessi la tostatura in una padella calda, senza l'aggiunta di olio. Masticate dopo i pasti 1 cucchiaino di questo composto. Poi bevete un po' d'acqua per intensificarne l'aroma e sciacquarvi la bocca.

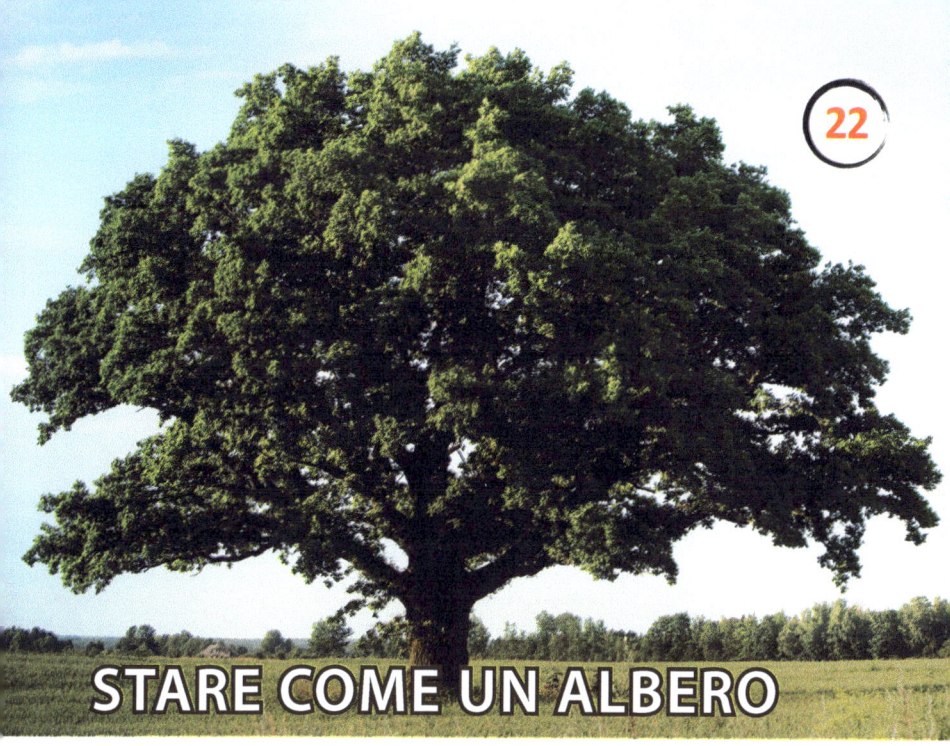

22

STARE COME UN ALBERO

Premessa

Questo esercizio risale a Huang Di, l'Imperatore Giallo, vissuto in Cina più di 4000 anni fa, ed è usato ancor oggi nelle arti marziali e nella medicina cinese. La posizione dell'albero è considerata un importante fondamento energetico. I maestri di varie discipline la fanno praticare ai propri allievi per settimane o addirittura per mesi prima di insegnare loro gli esercizi in dinamica del qi gong, del taijiquan o del wushu (kung fu).

Effetto

Assumere questa posizione fortifica le ossa, le difese immunitarie, la resistenza e la concentrazione, il cuore e il sistema circolatorio. Questo esercizio statico rilassa e pacifica la mente, aumenta l'apporto di ossigeno alle cellule e l'energia in tutto il corpo. Durante la sua pratica la frequenza respiratoria si abbassa e i blocchi fisici e mentali si dissolvono. Più in generale si parla delle cinque regolazioni che favorisce: la regolazione del corpo, del respiro, della mente, della coscienza (immaginazione) e dell'energia.

Svolgimento

Mettetevi in posizione eretta. Le piante dei piedi sono appoggiate a terra e i piedi sono paralleli, divaricati quanto l'ampiezza del bacino o delle spalle. Le gambe sono leggermente piegate, le ginocchia morbide. Portate in avanti il bacino, evitando di inarcare la schiena. La colonna vertebrale è dritta. Le sue curve naturali sono scomparse, quindi durante l'esercizio il qi può fluire meglio. Avvicinate dolcemente il mento al petto in modo che anche la colonna cervicale sia allungata. Il viso è rilassato. Respirate con il naso. Sollevate le braccia davanti al petto. I palmi sono rivolti verso il busto e si trovano più o meno all'altezza dello sterno. Le punte delle dita si indicano tra loro e i gomiti sono rivolti all'esterno. Cercate di tenere le spalle più rilassate possibile. Immaginate di abbracciare un grande albero o una grossa palla. Le prime volte mantenete la posizione per circa 1 minuto. Dopodiché abbassate piano le braccia e riportatele lungo il corpo. Rilassatevi e osservatevi ancora un po'. In seguito aumentate la durata dell'esercizio fino ad arrivare a 10 minuti.

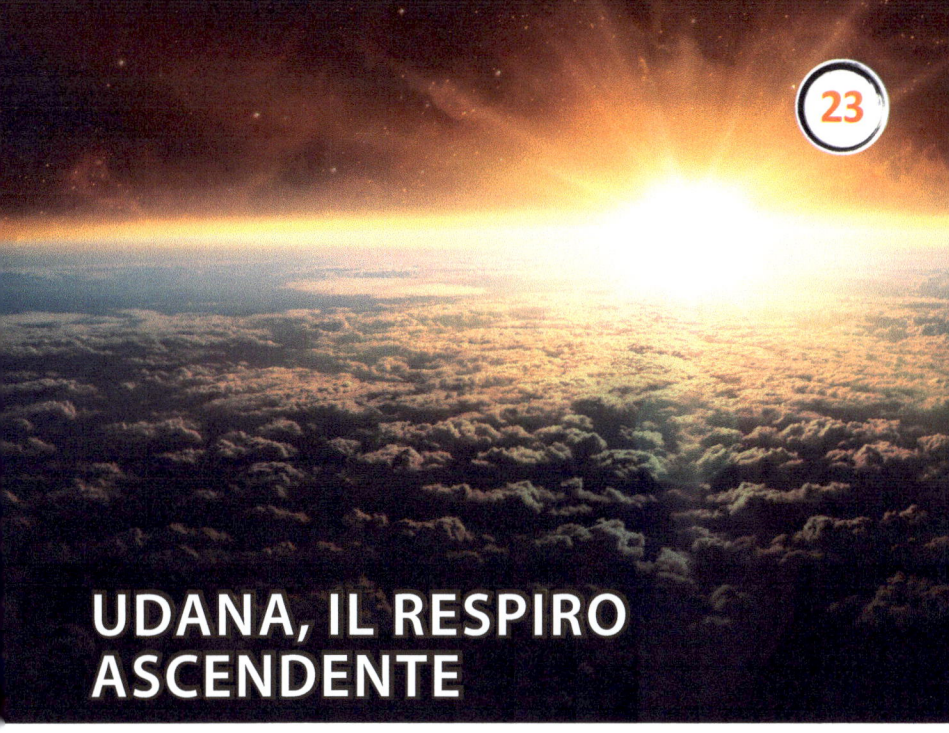

23

UDANA, IL RESPIRO ASCENDENTE

Premessa

Nella teoria dell'energia sottile dello yoga e dell'ayurveda si parte dal presupposto che il prana, la forza vitale, si manifesti nell'organismo umano in cinque modalità funzionali o venti (vayu). Udana è associato in particolare all'espirazione, rappresenta il nuovo inizio, la partenza, la perseveranza, porta l'energia all'esterno e ci aiuta a concretizzare le cose. Questa energia è ascendente, espressiva, ha sede nella gola e nella zona toracica. Controlla il linguaggio, la capacità d'azione, l'espressione e la crescita personale.

Effetto

Questo esercizio di respirazione è utile in caso di disturbi della faringe, della laringe e delle corde vocali, combatte il mal di gola, potenzia la voce e la vitalità e rafforza l'intero organismo.

Svolgimento

Assumete una posizione seduta stabile, con la schiena eretta. Connettetevi con il vostro naturale respiro. Inspirate profondamente e portate l'energia dell'ispirazione alla gola. Trattenete l'energia a polmoni pieni, mentre sospendete per un attimo il respiro, immaginando che sia una sfera di luce nella gola. Poi espirate. L'energia dell'espirazione si espande oltre l'orizzonte, in tutto l'universo. Avvertirete una voce più limpida e un senso di maggiore realizzazione. Ripetete l'esercizio per 3-5 minuti. Ascoltatevi ancora un po'.

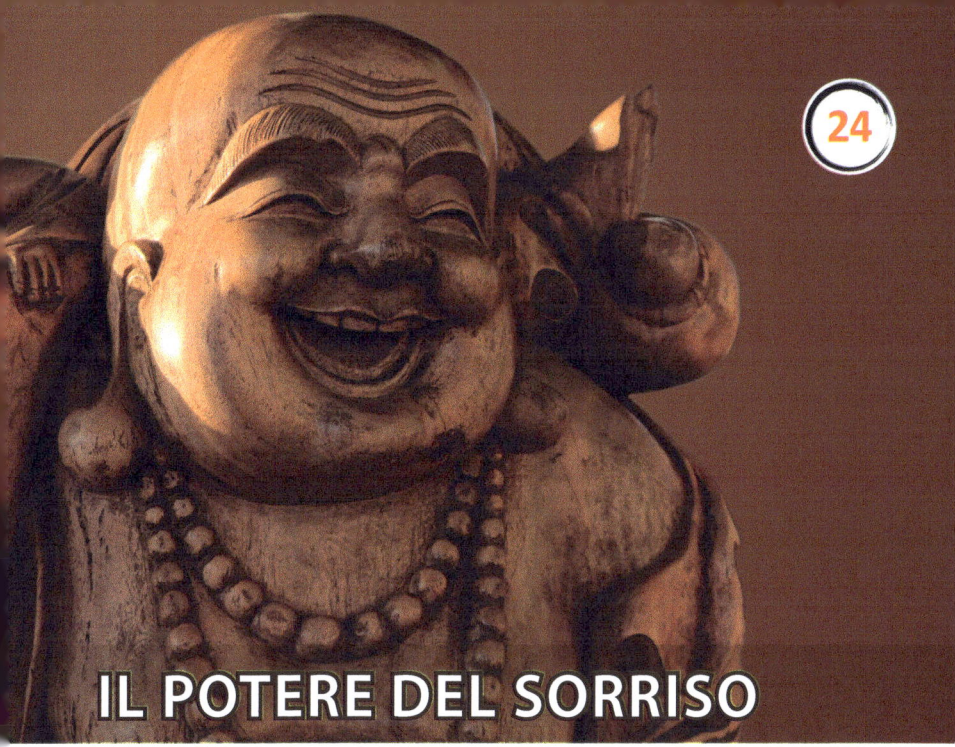

IL POTERE DEL SORRISO

24

Premessa

Un proverbio indiano dice: "Il sorriso che mandi ti torna indietro". Anche nelle antiche leggende taoiste si attribuisce al sorriso un incredibile influsso positivo su corpo e mente. La forza di una risata consapevole può riattivare le energie fisiche e trasmettere allo spirito sollievo, pace, serenità e positività.

Effetto

Con questa tecnica semplice ma molto efficace aumenterete la vostra energia e la rimetterete in circolo. Influirete sulla vostra costituzione fisica e mentale e porterete armonia tra le vostre emozioni e i vostri sentimenti, ritrovando l'equilibrio interiore. Sorridete felici perché la pace, interiore ed esteriore, nasce da qui.

Svolgimento

Sedetevi con la schiena eretta su una sedia o a terra, su un cuscino. Chiudete gli occhi. Inspirate ed espirate con il naso, seguendo un ritmo naturale e calmo. Iniziate a sorridere. Il vostro cervello registrerà l'attività muscolare del viso e produrrà ormoni della felicità, indipendentemente dal fatto che il sorriso sia spontaneo e naturale o voluto e pensato. Noterete che qualcosa in voi cambierà. Trasmettete questa energia positiva a tutto il corpo. Cercate di sorridere per 1-3 minuti. Di tanto in tanto, nel corso della giornata, ridete consapevolmente.

- In aggiunta vi consiglio l'esercizio "emozioni in equilibrio" (pag. 77).

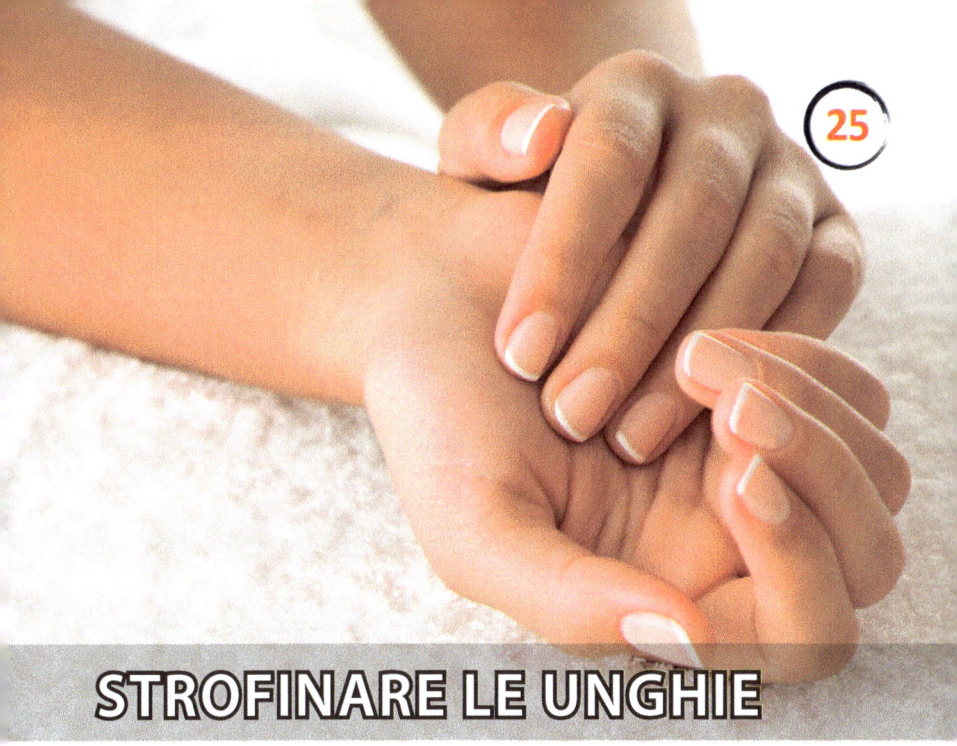

25

STROFINARE LE UNGHIE

Premessa

Di solito ci prendiamo cura delle nostre unghie pulendole, tagliandole e limandole. Rimuoviamo le cuticole e le nutriamo con prodotti o oli specifici. Per abbellirle applichiamo smalti colorati o neutri, però di solito ci dimentichiamo di curarle da un punto di vista energetico. Nel qi gong esiste un metodo facile che permette di rinforzare il qi delle unghie.

Effetto

Questo esercizio favorisce la circolazione e attiva i nervi e l'attività cerebrale. Stimola la crescita delle unghie, le rende più forti e irrobustisce i capelli. Inoltre attiva l'energia nelle dita, nelle mani, nelle braccia e nelle spalle ed elimina blocchi e tensioni.

Svolgimento

Sovrapponete le unghie, in modo tale che quelle dei pollici siano in contatto fra loro, così come quelle degli indici ecc. Le mani si chiudono quasi a pugno. Strofinate le unghie contemporaneamente per 3-5 minuti e osservatevi.

- **Per completare l'esercizio provate il "gioco con le dita: la farfalla" (pag. 53).**

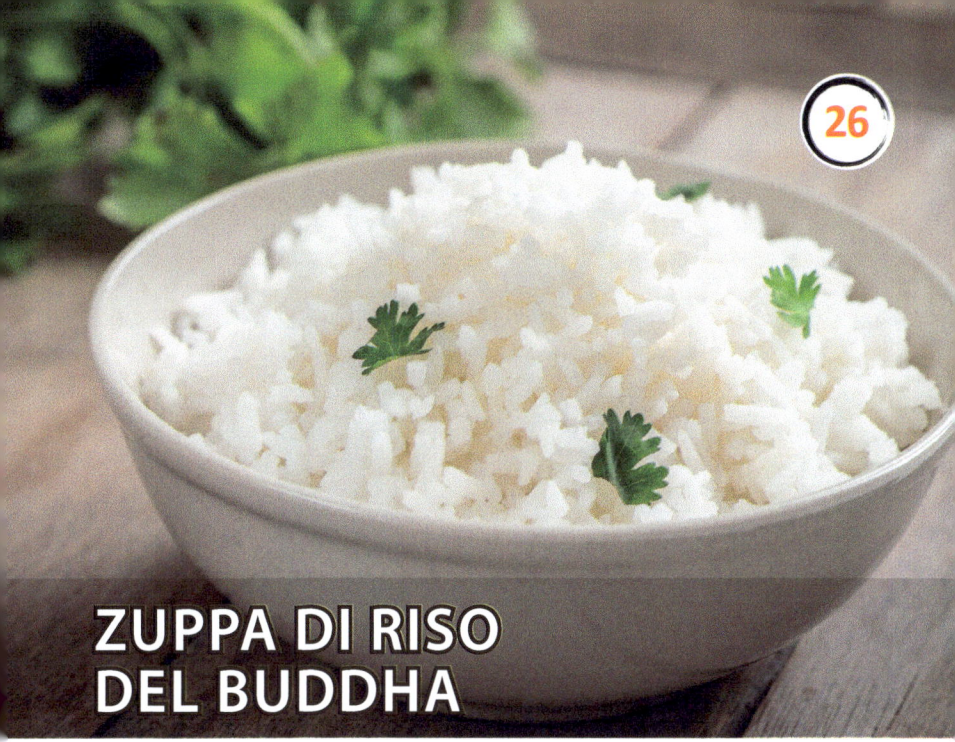

26

ZUPPA DI RISO DEL BUDDHA

Premessa

In Asia le zuppe sono molto amate. In Cina e a Taiwan è normale consumare a colazione lo shi fan, una minestra di riso e acqua con l'aggiunta di ingredienti piccanti o dolci. In generale l'acqua calda rafforza il centro interiore e la digestione e infonde forza fisica e mentale. A proposito della zuppa di riso, pare che Buddha avesse affermato: "Essa ci regala dieci cose: vitalità e bellezza, forza e leggerezza, scaccia la fame, la sete e il vento, depura la vescica e i reni e facilita la digestione".

Effetto

A questa zuppa speciale sono attribuite proprietà ricostituenti, depurative, disintossicanti e purificanti. Si dice che il suo regolare consumo combatta i disturbi gastrici e intestinali, le allergie e la rigidità muscolare e articolare. È ottima a colazione perché fornisce la giusta carica di energia per tutta la giornata, non appesantisce l'organismo, è altamente nutriente e facilmente digeribile. Le zuppe di riso cucinate a lungo rafforzano inoltre il centro interiore e il sistema immunitario.

Zuppa di riso del Buddha

Ingredienti
- Riso e acqua in proporzione di circa 1 a 6
- Latte vegetale, per esempio di mandorla
- Margarina vegetale
- Sciroppo d'acero o di datteri
- Sale

Preparazione

La quantità di acqua determina la densità della zuppa. Non mettete troppo riso perché tende a gonfiarsi molto. Versate riso e acqua in una casseruola con fondo spesso e coperchio pesante. Dopo aver fatto bollire brevemente a fiamma bassa è fondamentale cuocere a fuoco lento per 2-4 ore, evitando così di bruciare. Più a lungo cuocerete, più rafforzerete il qi e il sangue. Se volete mangiare la zuppa a colazione, potete tranquillamente prepararla la sera prima. Aggiungete infine latte vegetale, margarina, sciroppo, un pizzico di sale e assaggiate.

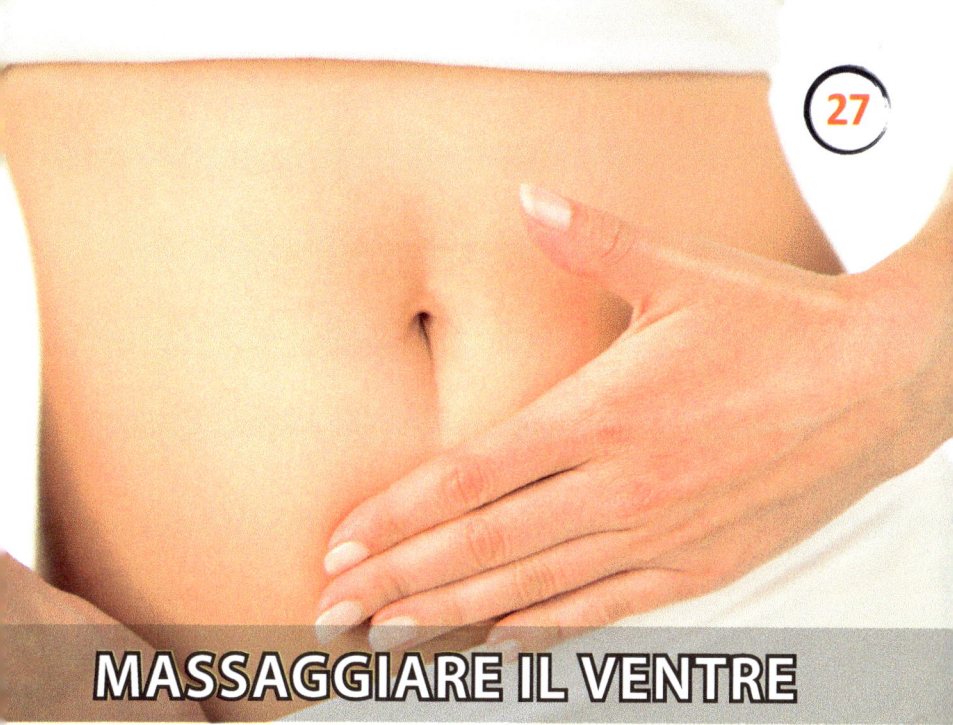

27

MASSAGGIARE IL VENTRE

Premessa

Nella maggior parte delle medicine asiatiche il ventre è considerato centro del corpo e sede dello spirito vitale, spazio della forza interiore e sorgente dell'energia vitale. È definito anche serbatoio delle emozioni, delle sensazioni e dei sentimenti, si dice infatti che le decisioni istintive siano prese "di pancia". Qui si trova inoltre un importante centro energetico, chiamato in cinese "dan tian", in giapponese "hara" e in indiano "chakra manipura".

Effetto

Il massaggio del ventre ha un effetto rilassante, riscaldante, detossinante e antispasmodico. Migliora la circolazione addominale e favorisce il sonno, la pace interiore, la soddisfazione, la chiarezza mentale e la centratura.

Svolgimento

Potete svolgere questo esercizio seduti, in piedi o distesi. Sfregatevi le mani con qualche goccia di olio d'oliva o di mandorla. Accertatevi che le mani siano calde. Se così non fosse, strofinatele finché non sentite un piacevole tepore. A questo punto appoggiatele sul ventre e fermatevi per un istante. Iniziate il massaggio disegnando dei piccoli cerchi, in senso orario, intorno all'ombelico. Ampliateli fino a sfiorare le costole e il pube. Cercate di eseguire il massaggio con tutto il palmo della mano. Ripetete il movimento rotatorio per 36 volte, esercitando una pressione forte in senso orario, verso l'esterno. Poi descrivete 24 cerchi, esercitando una pressione leggera, in senso antiorario, verso l'interno. Riducete via via l'ampiezza del movimento. Appoggiate le mani 2-3 cm sotto l'ombelico e lasciatele in quella posizione per qualche minuto. Ripetete l'esercizio 2 o 3 volte.

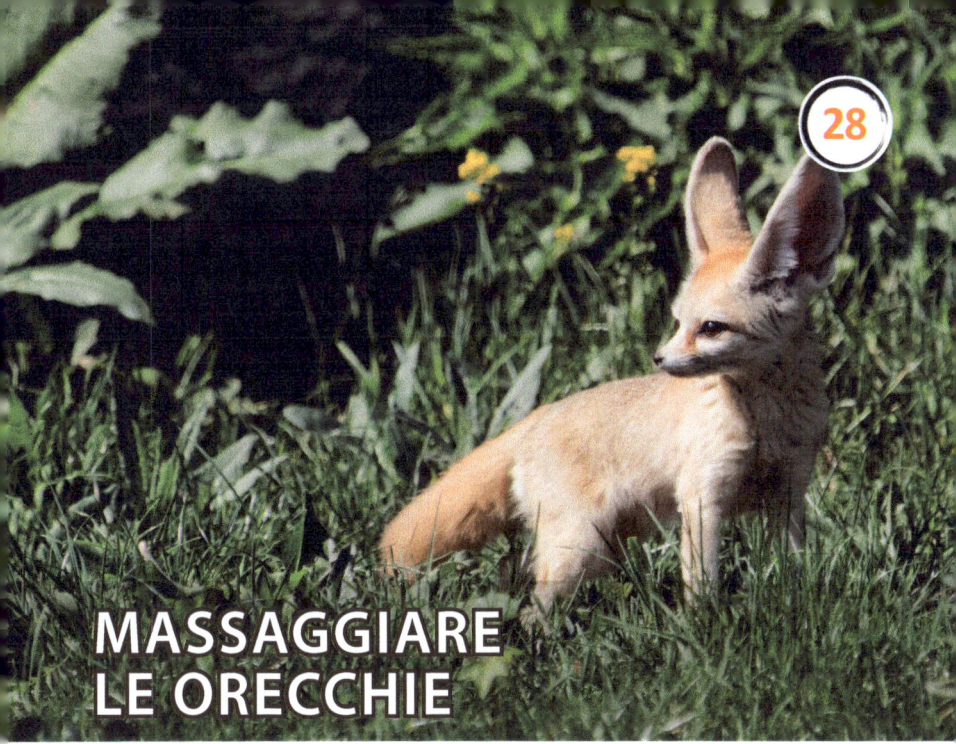

28

MASSAGGIARE LE ORECCHIE

Premessa

La medicina tradizionale cinese ha individuato nell'orecchio più di 100 punti di agopuntura; secondo la riflessologia auricolare, tutti gli organi umani e tutte le parti del corpo sarebbero qui riprodotti. Il padiglione auricolare rappresenterebbe un bambino in posizione fetale capovolta. Il lobo corrisponderebbe alla testa e la piega curvilinea del padiglione (elice) alla colonna vertebrale.

Effetto

Il massaggio alle orecchie attiva la forza vitale, stimola la circolazione, favorisce la concentrazione, rinforza le difese immunitarie e si ripercuote positivamente su tutti gli organi e su tutte le parti del corpo.

Svolgimento

Massaggiate contemporaneamente entrambe le orecchie. Cominciate dai lobi. Lavoratele e strofinatele in ogni punto, più vigorosamente possibile. Usate preferibilmente il pollice, l'indice e il medio. Non dimenticate le cartilagini. Infine piegatele a metà, tirate i lobi verso il basso e ruotateli avanti e indietro. Questo piccolo massaggio dura circa 1, 2 minuti.

- **Potete completarlo con l'esercizio "lavarsi la faccia" (pag. 39).**

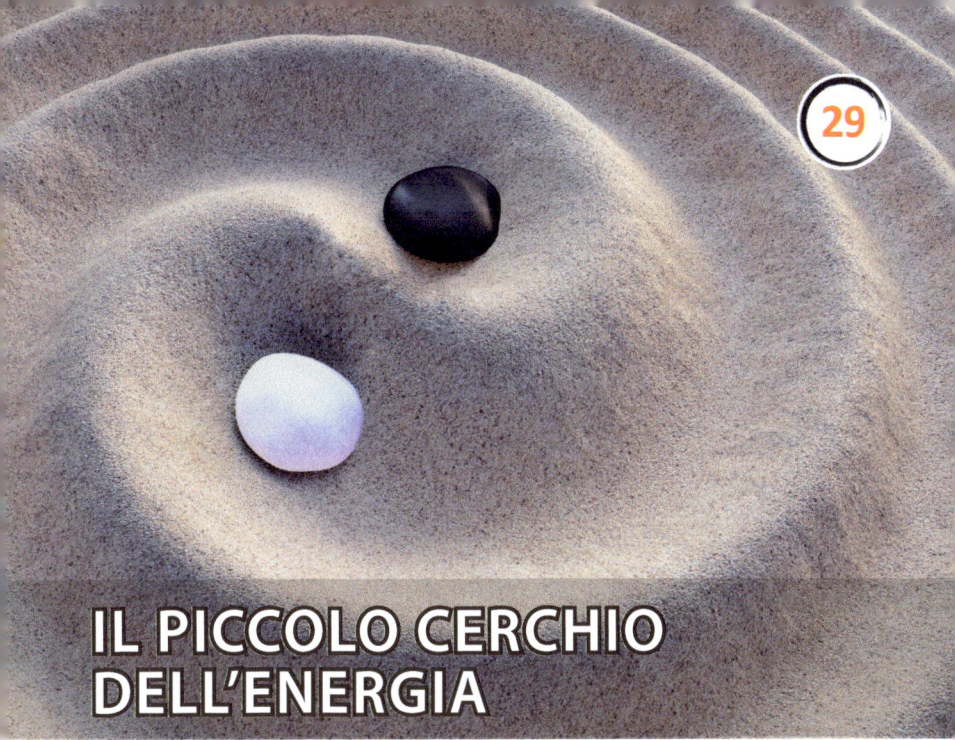

IL PICCOLO CERCHIO DELL'ENERGIA

Premessa

Il piccolo cerchio dell'energia è un'antica pratica taoista dell'Alchimia interna. Rientra nel sistema del qi gong statico. Attraverso la visualizzazione, l'energia è guidata nel corpo e i due meridiani principali sono collegati fra loro. Si tratta del Ren Mai (vaso concezione), che scorre anteriormente lungo la linea mediana del corpo, e del Du Mai (vaso governatore), che scorre posteriormente lungo la stessa linea. Nel cerchio dell'energia, le forze dello yin (principio femminile) e dello yang (principio maschile) sono armoniosamente equilibrate e questo influisce positivamente su corpo e mente.

Effetto

Questo esercizio rilassa, purifica il corpo e favorisce lucidità e armonia. I blocchi energetici si dissolvono e il qi è rafforzato e attivato.

Svolgimento

Potete eseguire l'esercizio stando seduti o in piedi, distendendovi o camminando. Vi consiglio di partire da seduti. Mantenete la colonna vertebrale eretta, chiudete gli occhi e appoggiate la lingua sulla parte anteriore del palato. Rilassate i muscoli del viso, inspirate ed espirate dal naso per tutto l'esercizio. Immaginate di far compiere un viaggio, una sorta di cerchio interno, alla vostra energia interiore. Potete anche pensarla come una luce o una sfera bianca che muovete su e giù lungo il busto. Il punto di partenza è 2 o 3 cm sotto l'ombelico. Inspirate e portate il qi in alto, passando per il perineo, il coccige e la colonna vertebrale, raggiungete la sommità del cranio passando per la nuca. Espirate e riportate l'energia alla gola, passando per la fronte, il terzo occhio, la parte superiore del palato e la punta della lingua. Poi tornate al punto di partenza, il centro dell'energia nel basso ventre, attraversando lo sterno e l'ombelico. Eseguite il cerchio evitando di andare in apnea. All'inizio potrebbe rendersi necessaria una respirazione intermedia. Esercitatevi finché riuscirete a mantenere l'attenzione e la concentrazione sullo spostamento dell'energia per almeno 9 cerchi.

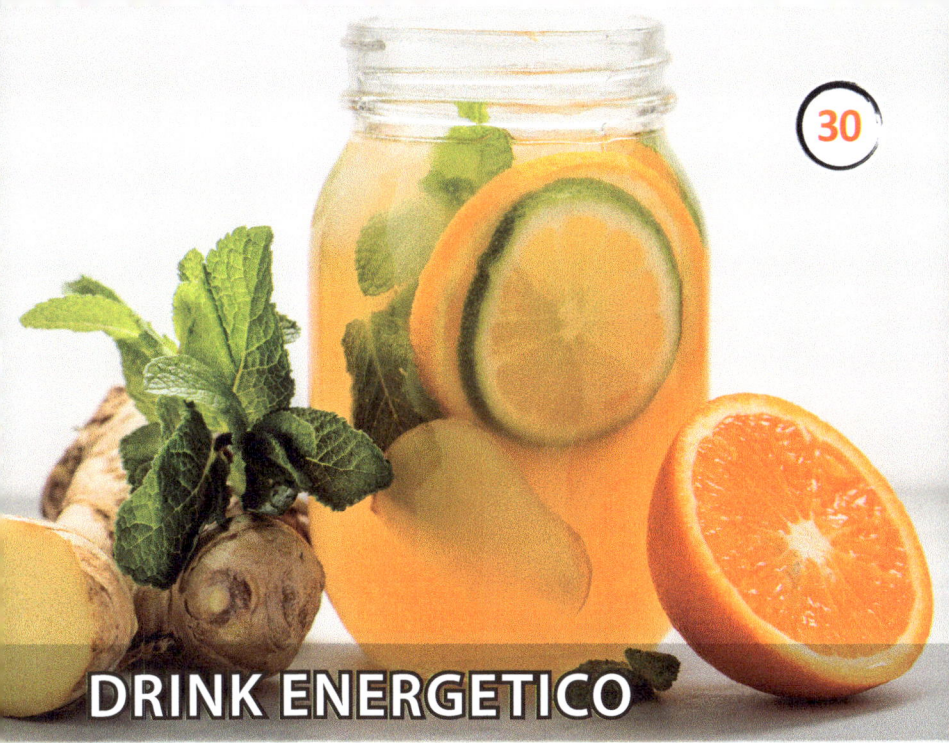

DRINK ENERGETICO

Premessa

Anche questa bevanda energetica deriva dall'ayurveda, l'antica scienza del vivere a lungo e in salute originaria dell'India, che considera l'essere umano come un'unità di corpo, mente e anima. Questo drink aumenta e attiva l'energia fisica e mentale. Gli ingredienti sono facilmente reperibili, la preparazione è rapida e il sapore squisito.

Effetto

I limoni sono ricchi di vitamina C. L'acido citrico rivitalizza, stimola e favorisce le difese e la digestione. Le arance hanno proprietà fortificanti e digestive. Lo zenzero rinforza il fuoco digestivo, protegge la flora intestinale, abbassa il colesterolo e la pressione. Ha un effetto riscaldante e corroborante, elimina le tossine e cura e combatte il raffreddore. Il cardamomo aiuta la digestione, neutralizza la formazione di muco e incrementa la forza vitale. Il pepe nero è antinfiammatorio e ha un'azione benefica e salutare sull'apparato digerente. Lo zucchero di canna è riscaldante ed equilibrante e ha un leggero effetto basico sul corpo.

Drink energetico

Ingredienti

- 1,5 l di acqua (o acqua minerale non frizzante)
- 60 ml di succo di limone fresco (circa 1 limone)
- 150 ml di succo d'arancia fresco (circa 2 arance)
- 2 cucchiaini di zenzero grattugiato al momento
- 4 capsule di cardamomo
- ¼-½ cucchiaino di pepe nero
- 4 cucchiai di zucchero di canna

Preparazione

Mescolate l'acqua con il succo di limone e arancia e aggiungete lo zenzero. Estraete i semi di cardamomo e polverizzateli in un mortaio con i grani di pepe. Aggiungete le spezie e lo zucchero di canna nel succo. Mescolate bene e assaporate, preferibilmente a temperatura ambiente.

- **CONSIGLIO: al posto del succo di arancia potete usare quello di mela. Provate anche la "bevanda energetica" (pag. 49) e il "drink della salute" (pag. 35).**

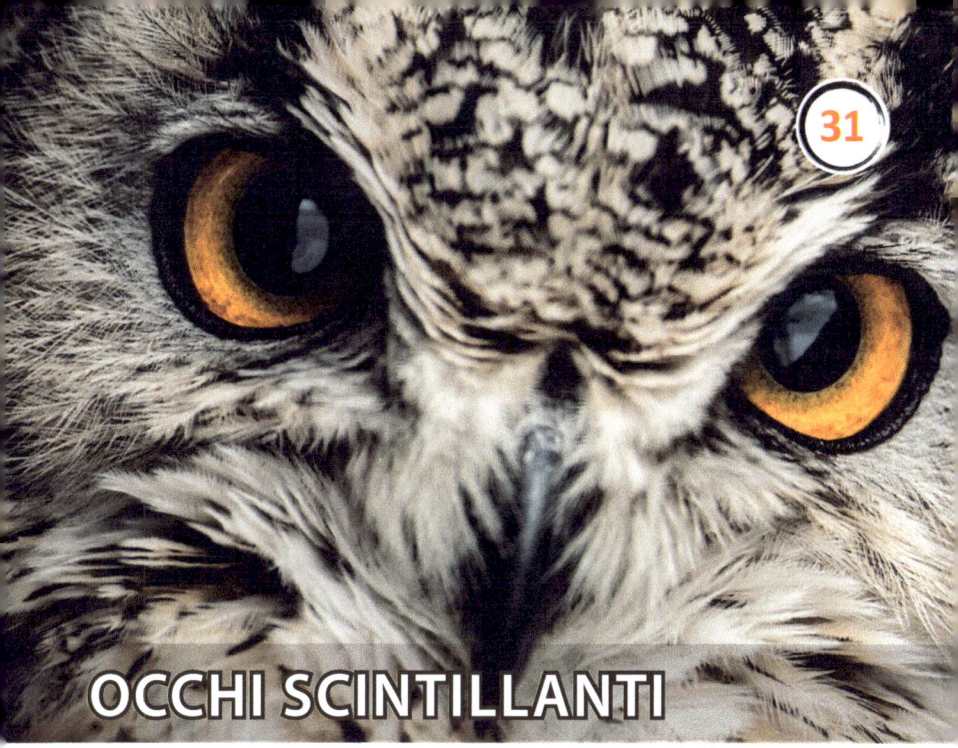

OCCHI SCINTILLANTI

Premessa

Questa tecnica deriva dal sukshma yoga, lo yoga dell'energia. I nostri occhi ci forniscono in ogni istante prestazioni elevate. Ci saranno grati se concederemo loro una piccola pausa.

Effetto

Questo semplice esercizio rilassa i muscoli oculari, rafforza la vista, elimina lo stress, attenua le micro rughe e le pieghe glabellari. Dona pace interiore, favorisce la circolazione, rigenera e tonifica il viso.

Svolgimento

Pizzicate le sopracciglia da sopra e da sotto, con il pollice e l'indice. Immaginate di regolare un binocolo. Massaggiate le sopracciglia con delicati movimenti rotatori dall'interno all'esterno per 1 minuto. Infine lisciatele bene.

- Per completare l'esercizio vi consiglio la "ginnastica oculare" (pag. 45).

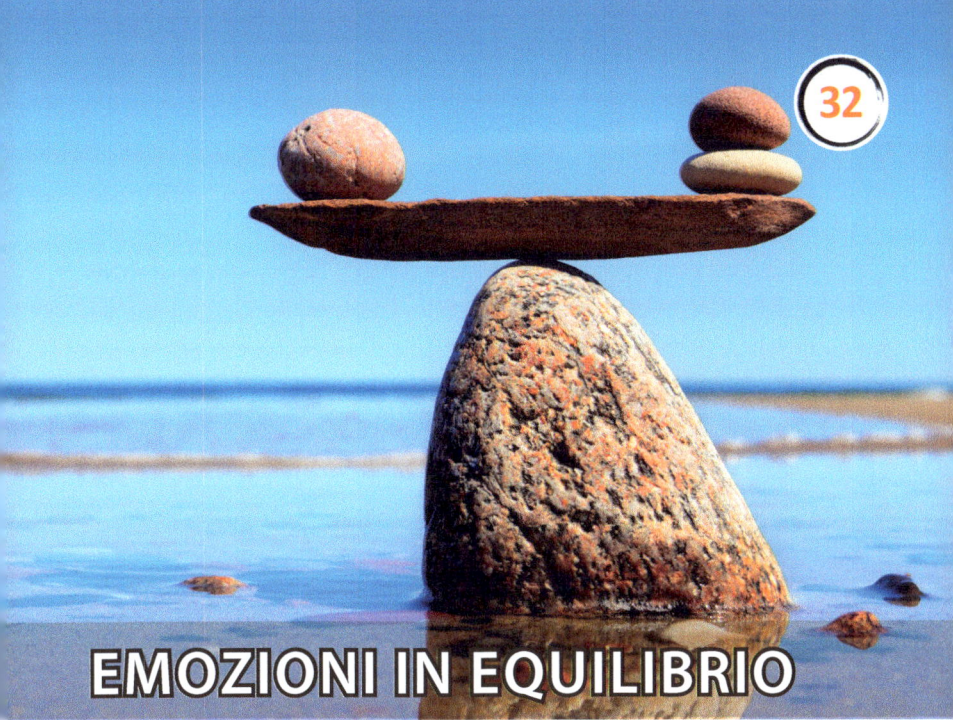

EMOZIONI IN EQUILIBRIO

Premessa

Questo esercizio deriva dalla tradizione buddista. Può essere considerato e praticato come una meditazione o come un allenamento all'attenzione. Tali tecniche sono impiegate anche per fortificare il cuore perché potenziano e sviluppano nello stesso tempo il muscolo cardiaco e la mente. Il metodo qui descritto permette, in particolare, di sciogliere le tensioni che si creano con gli altri e a causa loro.

Effetto

Questo raffinato esercizio stimola la consapevolezza, l'intuizione e la saggezza e approfondisce i quattro incommensurabili stati mentali: amore, compassione, gioia ed equanimità. Porta pace ed equilibrio nella mente e crea una sana e naturale armonia nei sentimenti, nelle sensazioni e nelle emozioni.

Svolgimento

Esercitatevi preferibilmente da seduti. Gli esperti assumono la propria posizione di meditazione preferita. Fate in modo di creare un'atmosfera tranquilla e piacevole. Se gradite, accendete una candela e bruciate dell'incenso. Eliminate possibili fonti di disturbo, per esempio il telefono, ed evitate la musica di sottofondo. Immergetevi completamente in questa pratica spirituale.

Pensate a una persona che vi ha irritati, delusi, feriti o offesi e pronunciate le seguenti parole:

**"Con l'inspirazione ti tolgo tutto
ciò che di te mi fa arrabbiare".
"Con l'espirazione ti do tutto
ciò che in te vorrei trovare".**

Ora esprimete concretamente ciò che vi infastidisce e ciò che desiderate, per esempio:

**Inspirando: "Ti tolgo l'arroganza".
Espirando: "Ti do l'umiltà e la modestia".**

Focalizzatevi su una persona, ripetete queste frasi ed esercitatevi per 5-10 minuti, o comunque finché riuscite a mantenere l'attenzione.

- **In aggiunta potete provare "il potere del sorriso" (pag. 61).**

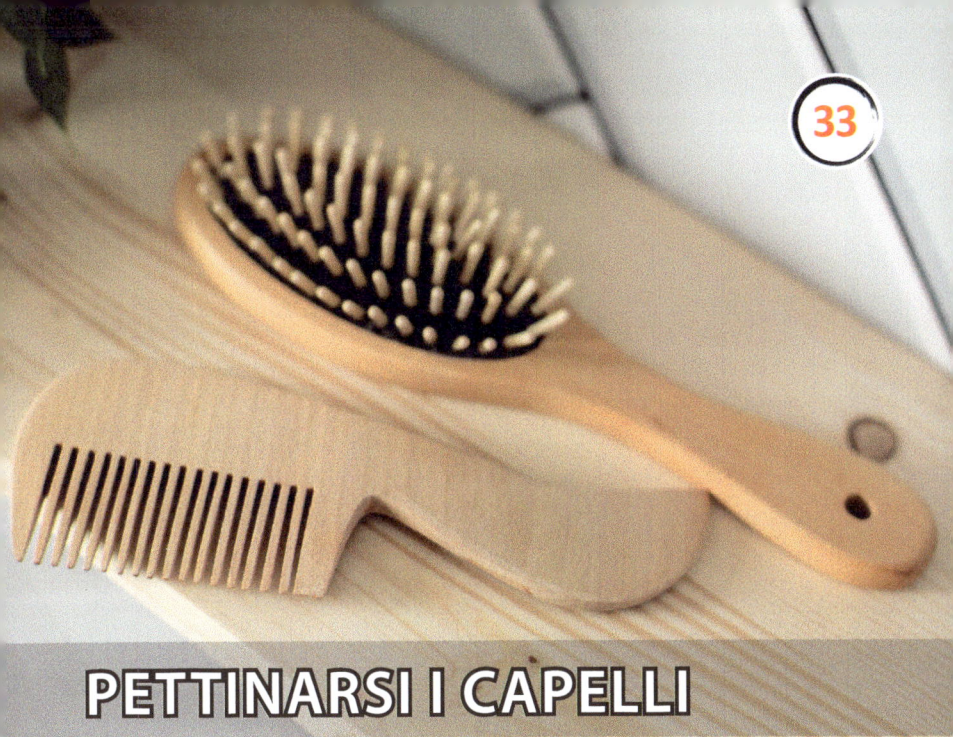

PETTINARSI I CAPELLI

Premessa

Il qi gong è famoso perché offre molti semplici ma efficaci esercizi. Uno dei più classici è pettinarsi i capelli. Questa azione attiva numerosi punti di agopuntura situati sulla testa, scioglie facilmente i blocchi e fa scorrere il qi. Secondo la medicina tradizionale cinese, lo spirito (in cinese "shen") dimora nel cuore, quindi cuore e mente sono collegati. Con questo gesto influiamo direttamente su entrambi. Inoltre, siccome tutti i meridiani yang nascono o terminano nel capo, ogni organo ne è influenzato positivamente.

Effetto

Pettinarsi i capelli attiva la circolazione del sangue e il flusso di energia nella testa e favorisce la concentrazione. Ne conseguo-

79

no lucidità e prontezza. Ripetendo questo gesto con regolarità, per esempio ogni giorno, ridurrete perdita dei capelli e cefalea.

Svolgimento

Potete svolgere l'esercizio in piedi o seduti. Passate le unghie sul cuoio capelluto, accarezzate con le mani l'attaccatura dei capelli, sulla fronte, e l'intera testa, fino al collo. Partite preferibilmente dal centro del capo, passate le dita da davanti a dietro e spostatevi sui lati, fino a sfiorare l'orecchio. Usate tutte le dita. Eseguite l'operazione 9 volte. L'ultima volta accarezzatevi dolcemente la testa con i palmi delle mani. Poi scuotete vigorosamente queste ultime e ripetete l'esercizio 3 volte.

- In aggiunta vi suggerisco le pratiche "lavarsi la faccia" (pag. 39) e "massaggiare le orecchie" (pag. 69).

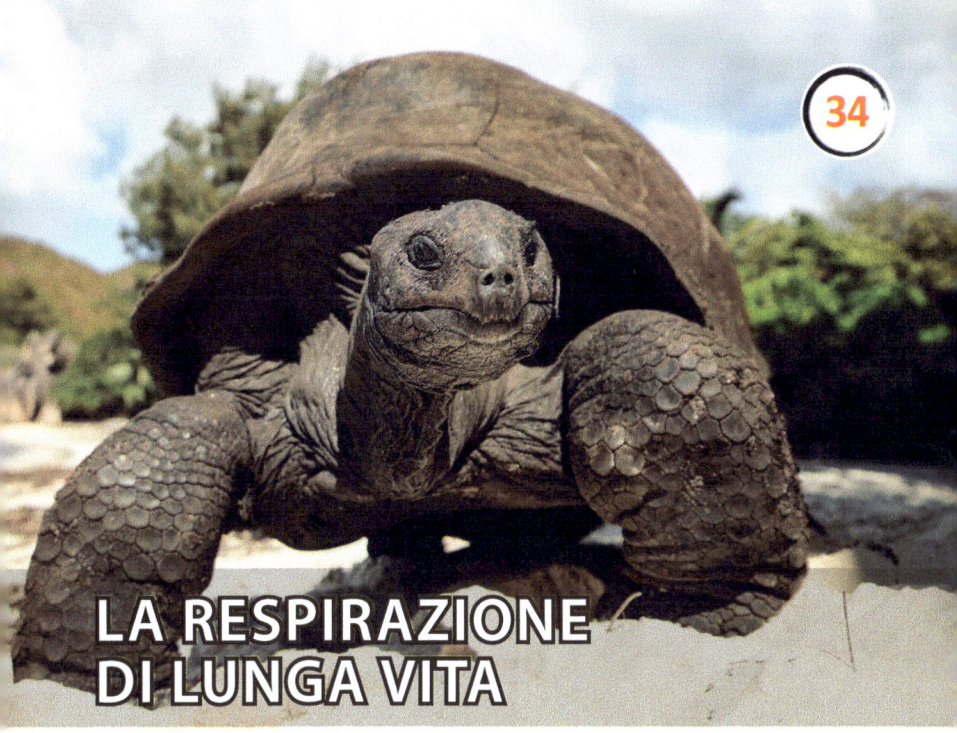

LA RESPIRAZIONE DI LUNGA VITA

Premessa

Possiamo sopravvivere circa tre settimane senza cibo solido, tre giorni senza liquidi, ma solo tre minuti senza ossigeno. È evidente quanto siano importanti gli esercizi di respirazione per conservare la salute fisica e mentale.

Effetto

La respirazione di lunga vita fornisce ossigeno a tutto l'organismo. Rivolgendo l'attenzione alle tre parti del corpo prendiamo consapevolezza del nostro modo di respirare. Questa tecnica rende il respiro individuale percepibile ed esperibile, sviluppa le capacità sensoriali e influisce direttamente sul sistema nervoso. I pensieri si pacificano, la mente si rilassa e la creatività si libera.

Svolgimento

Mettetevi seduti su una sedia o a terra, su un cuscino. Chiudete gli occhi. L'inspirazione e l'espirazione avvengono solo con il naso. Fate arrivare un terzo dell'aria all'addome, un altro terzo alle costole laterali e alla parte bassa della schiena e l'ultimo terzo al petto e alla parte alta della schiena, ma senza sollevare le spalle. Infine espirate piano, mandando l'aria dall'alto in basso, senza piegare il busto in avanti o curvare le spalle. Praticate questo tipo di respirazione per 5-10 minuti. Fate in modo di non restare senza fiato e di mantenere uno stato di calma fisica e mentale e di rilassamento. Osservatevi per altri 2 minuti.

* L'esercizio può essere completato con la "respirazione a narici alternate" (pag. 31) e con il "respiro del calabrone" (pag. 87).

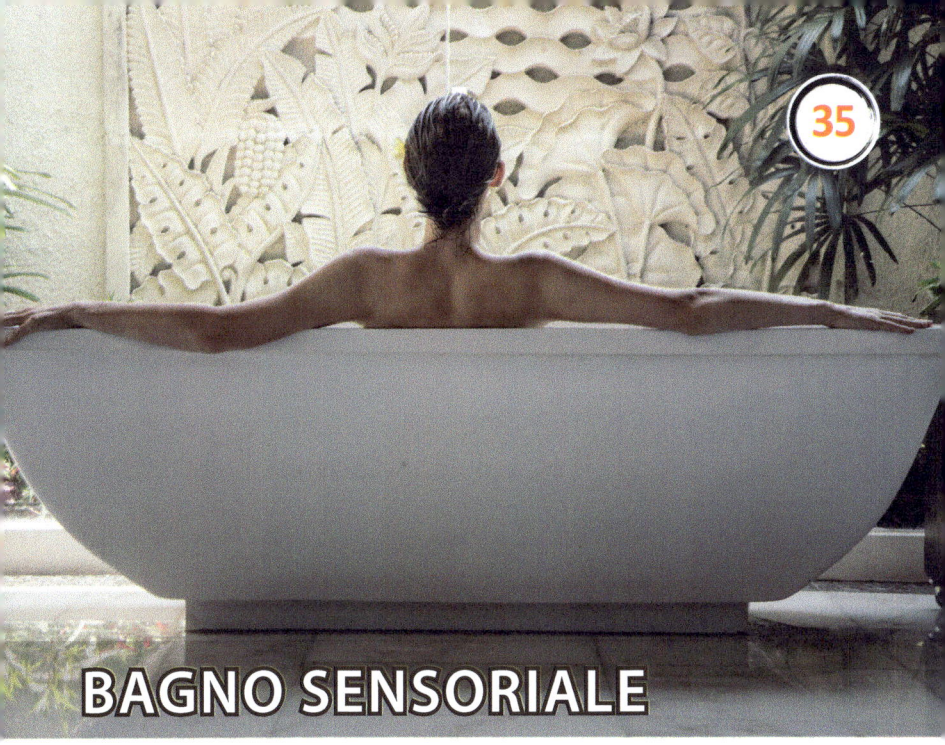

35

BAGNO SENSORIALE

Premessa

Gli oli essenziali sono essenze vegetali molto efficaci. Se usati in modo corretto e mirato, sono un toccasana per il nostro umore e il nostro corpo. Oltre a essere ottimi per profumare ambienti e per arricchire gli oli da massaggio, sono eccezionali per un bagno completo. Comprate e usate soltanto prodotti al 100% naturali e biologici.

Effetto

Un bagno rinfrescante con essenza di limone tonifica, stimola, mantiene in forma e riattiva la circolazione.

Un bagno rivitalizzante con essenza di rosmarino rinvigorisce, cancella la stanchezza e dona energia.

Un bagno ristoratore con essenza di pino aiuta a combattere i primi sintomi del raffreddore. Ha un effetto benefico in caso di dolori muscolari e articolari e previene il mal di testa.

Un bagno rilassante con essenza di lavanda calma e dona armonia, felicità ed equilibrio.

Un bagno curativo con essenza di rosa protegge la cute e ha un'azione bilanciante sulla psiche. Aiuta a ristabilire l'equilibrio interiore.

Un bagno defatigante con essenza di castagno restituisce benessere e leggerezza al corpo. È rigenerante e rinfrancante.

Svolgimento

Mescolate 5-10 gocce di olio essenziale con 4 cucchiai di un latte vegetale, per esempio il latte di cocco, o con un olio da bagno di qualità. Questo passaggio è molto importante perché gli oli essenziali non si sciolgono in acqua senza un vettore lipidico. In linea generale, non esagerate con gli oli essenziali. Una quantità eccessiva può irritare la cute o le vie respiratorie. La temperatura dell'acqua non dovrebbe superare i 38°C. Non versate troppo in fretta la miscela nella vasca e godetevi il bagno completo per 10-20 minuti. Assaporate la quiete e sorseggiate un buon tè.

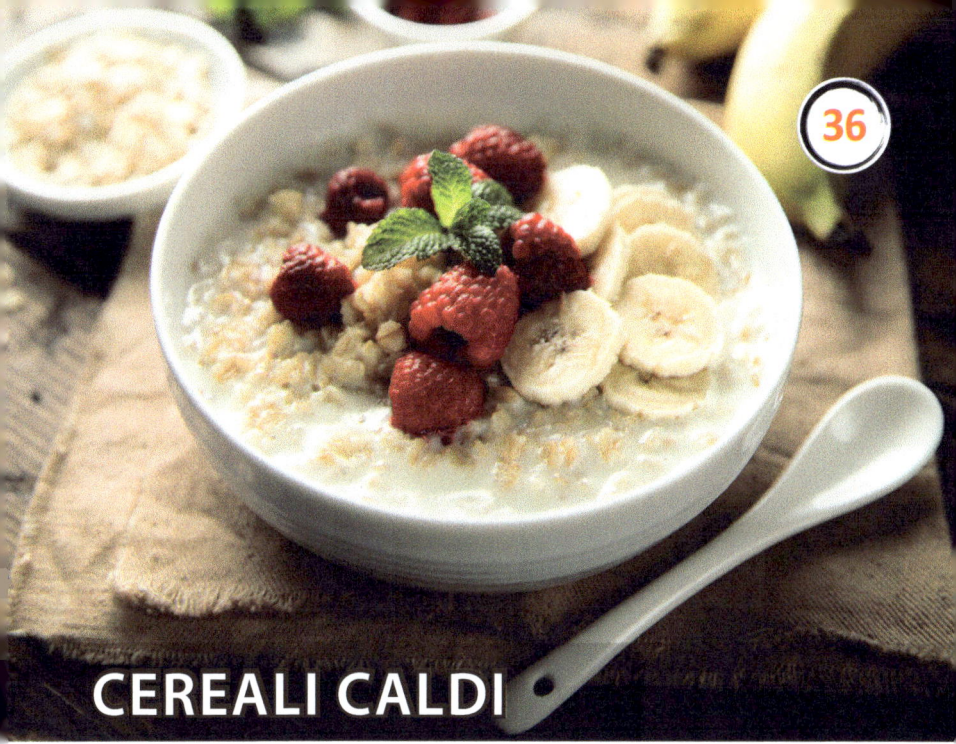

36

CEREALI CALDI

Premessa

La colazione è il pasto principale della giornata. Come recita un vecchio detto: "Colazione da re, pranzo da principe, cena da povero". Anche secondo la scienza la colazione dovrebbe garantire almeno un terzo dell'apporto calorico giornaliero.

Effetto

Questa colazione calda nutre corpo e mente. Sazia a lungo, riscalda, rafforza la digestione e migliora le prestazioni e la concentrazione. Inoltre fornisce preziose riserve energetiche e favorisce una mente lucida, pronta ed equilibrata. Il grano saraceno protegge i vasi, è basico e privo di glutine e rappresenta una sana alternativa ai cereali.

Cereali caldi

Ingredienti (per 2 porzioni)

- 1 banana
- 6 cucchiai di fiocchi di grano saraceno
- 200 ml di latte di mandorla
- 1 pizzico di sale
- 2 cucchiaini di sciroppo d'acero
- 1 cucchiaio di succo di limone
- 1 pizzico di curry in polvere
- 2 cucchiai di lamponi
- 1 cucchiaio di sesamo tostato
- 1 cucchiaio di granella di cocco

Preparazione

Tagliate la banana a rondelle. Scaldate in una padella i fiocchi di grano saraceno con il latte di mandorla e il sale, fino a farli ammorbidire. Aggiungete mescolando lo sciroppo d'acero, il succo di limone e il curry in polvere, unite la banana e i lamponi. Riempite con il composto delle ciotole e cospargete con sesamo e granella di cocco.

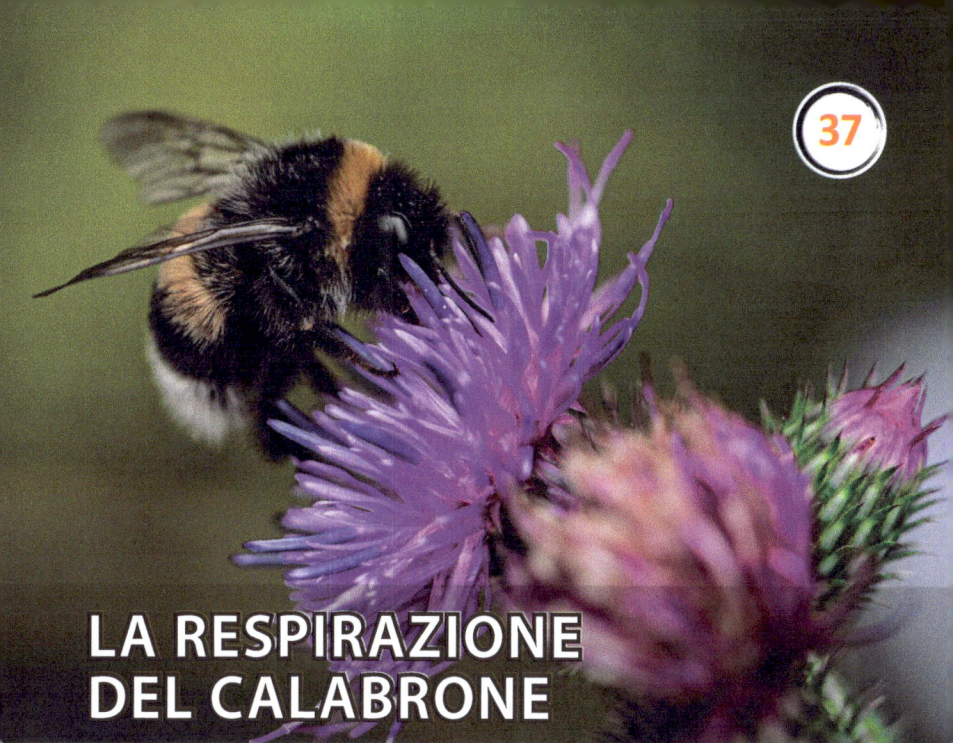

37

LA RESPIRAZIONE DEL CALABRONE

Premessa

Il nostro respiro è influenzato da diversi fattori interni ed esterni. In sostanza, in base a esso possiamo capire come stiamo fisicamente e psichicamente. I pensieri negativi lo rendono corto e affannoso, quelli positivi pieno, aperto e ampio. Un respiro calmo, profondo e fluido influisce sulla nostra mente tanto quanto un respiro superficiale e irregolare. La respirazione del calabrone, o ronzio dell'ape, è una tecnica respiratoria semplice e molto efficace.

Effetto

Questa tecnica calma i nervi e i pensieri. Elimina lo stress mentale, favorisce la concentrazione e riporta un naturale equilibrio nel corpo e nella mente. Questo esercizio rafforza e migliora la voce e aumenta la capacità respiratoria. È un'ottima preparazione alla meditazione e combatte gli stati d'ansia, riempiendo di gioia il cuore e lo spirito.

Svolgimento

Può essere svolto da seduti o in piedi. Mantenete la colonna eretta. Tappatevi le orecchie sollevando le braccia e chiudendo i padiglioni auricolari con i pollici o gli indici. Durante la pratica i gomiti sono sempre rivolti all'esterno. Cercate di rilassare le spalle. Chiudete gli occhi e inspirate con il naso. Espirate, sempre con il naso, producendo un ronzio uniforme e costante simile a quello di un calabrone o di un'ape. Continuate così per 5-10 respiri. Poi allontanate le dita dalle orecchie, rilassate le braccia e ascoltatevi per altri due respiri.

- **A completamento dell'esercizio vi consiglio la "respirazione a narici alternate" (pag. 31) e la "respirazione di lunga vita" (pag. 81).**

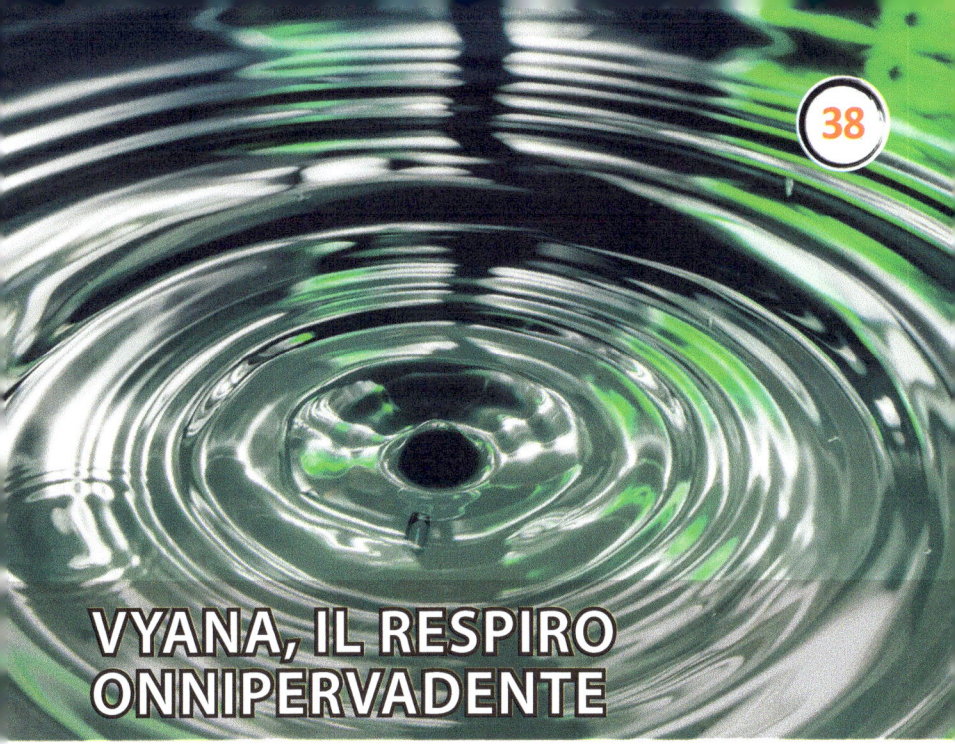

38

VYANA, IL RESPIRO ONNIPERVADENTE

Premessa

Secondo l'anatomia sottile dello yoga e dell'ayurveda, il prana, la forza vitale, si manifesta nell'organismo umano attraverso cinque aspetti funzionali o "venti" (vayu). Vyana ha sede nel petto, ed esattamente nel cuore, e da qui si distribuisce in tutto il corpo. L'energia si espande, fluisce, circola, connette e collega, coordina e regola la distribuzione delle sostanze nutritive nel sangue. Controlla i movimenti, i riflessi e la frequenza cardiaca e respiratoria.

Effetto

Questo esercizio aiuta in caso di patologie del sistema cardiovascolare e dell'apparato muscoloscheletrico. Combatte i problemi polmonari, le malattie cardiache, l'artrite, l'asma, lo stress e favorisce la mobilità articolare.

Svolgimento

Assumete una posizione seduta stabile ed eretta. Connettetevi con la vostra respirazione naturale. Poi inspirate profondamente e canalizzate l'energia dell'inspirazione nel cuore. Trattenetela a polmoni pieni, quando bloccate per un momento il respiro, immaginandola come una sfera di luce nel petto, infine lasciatela scorrere in tutto il corpo e liberatela nell'universo attraverso le mani e i piedi. Espirate e fate tornare l'energia dell'espirazione alla sorgente: il cuore. Percepirete una certa dinamicità e una maggiore capacità di coordinazione. Ripetete l'esercizio per 3-5 minuti. Osservatevi ancora un po'.

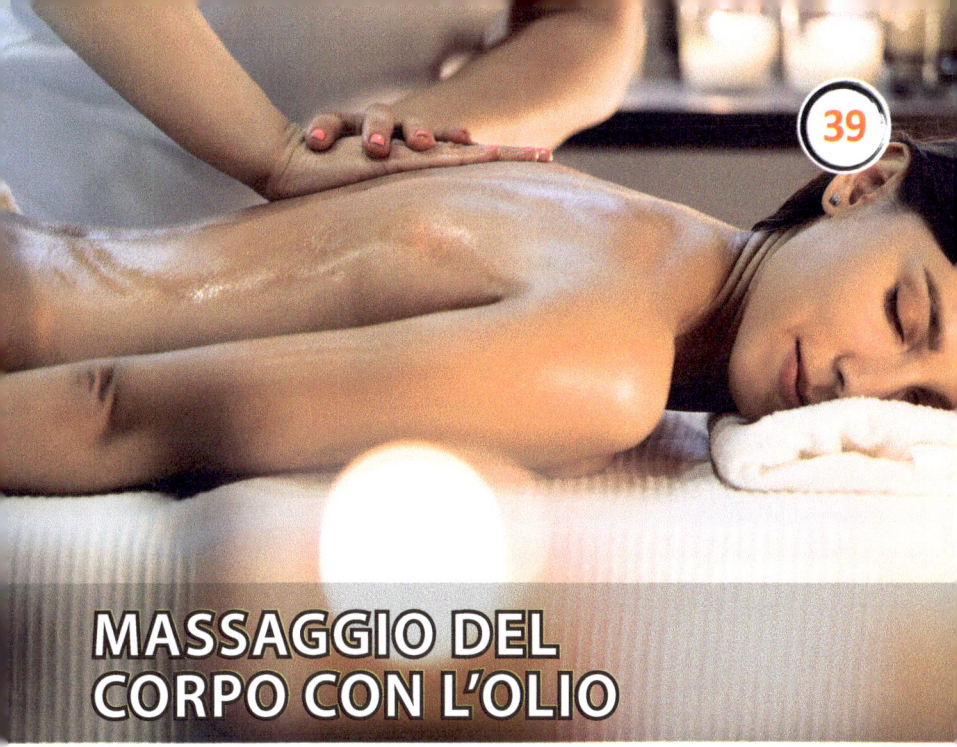

39

MASSAGGIO DEL CORPO CON L'OLIO

Premessa

La tecnica del massaggio con l'olio proviene dalla medicina ayurvedica. È uno degli approcci terapeutici più importanti e fondamentali per la cura di diversi disturbi ed è considerato il fulcro dei trattamenti ayurvedici. Per questo motivo è eseguito regolarmente nei centri di medicina ayurvedica in India e Sri Lanka.

Effetto

L'effetto di questo massaggio è così straordinario da non poterne più fare a meno. Ha un'azione olistica, disintossicante, armonizzante e calmante del sistema nervoso. Aiuta in caso di disturbi del sonno, libera la mente e nutre la pelle.

Svolgimento

Potete eseguirlo stando seduti o in piedi. Usate olio di sesamo maturato o olio d'oliva. Se soffrite di allergie o problemi cutanei procuratevi un olio adatto al vostro tipo di pelle. Acquistate soltanto oli vegetali biologici. Massaggiate piano e dolcemente, esercitando una leggera pressione con tutta la mano, non soltanto con i polpastrelli. Prima di iniziare distribuite l'olio precedentemente intiepidito, in modo uniforme, su tutto il corpo, sulla testa e sul viso. Le articolazioni vanno massaggiate con movimenti circolari, i muscoli andando su e giù, come se li accarezzaste. Il massaggio dura 10-15 minuti; avrete bisogno di circa 50-100 ml di olio. È importante che, prima di farvi la doccia, lo lasciate penetrare per 15-25 minuti. Solo così il corpo avrà il tempo di assorbirlo e il trattamento sarà pienamente efficace. Per sciacquare l'olio rimasto non serve il sapone, basta l'acqua calda.

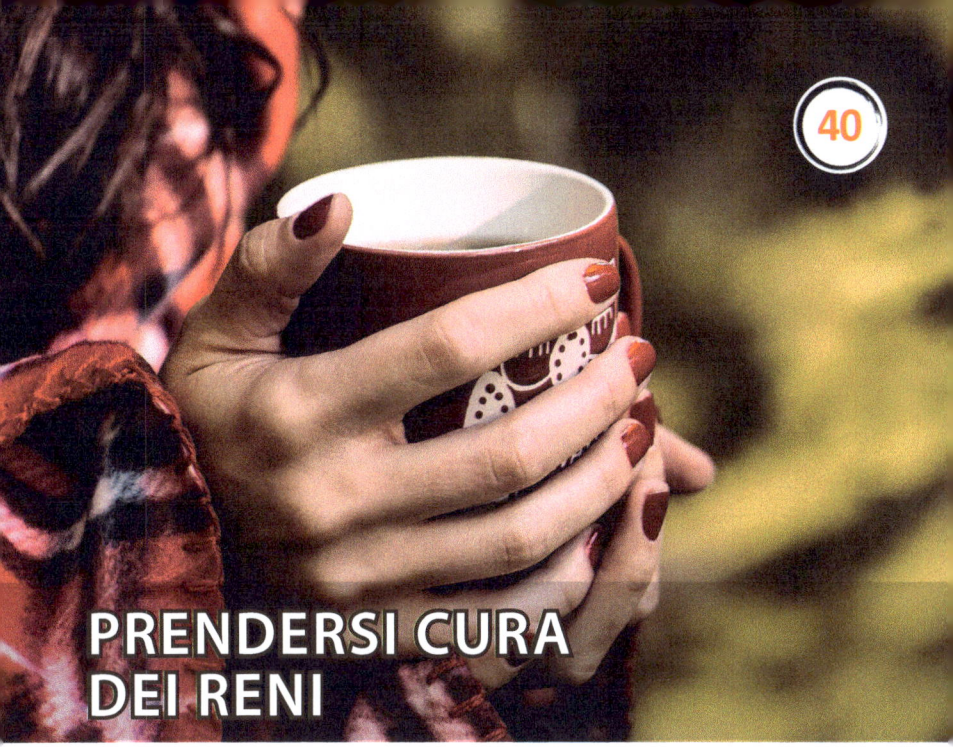

PRENDERSI CURA DEI RENI

Premessa

Nella medicina tradizionale cinese, i reni occupano un ruolo centrale. Sono sede del jing, la nostra essenza vitale. Sono inoltre considerati fonte di energia e sono strettamente collegati alla procreazione. Influiscono sulla volontà, sulla vitalità, sul cervello, sulla memoria e sull'udito, rinforzano ossa e denti e irrobustiscono i capelli. Alla cura dei reni viene pertanto attribuita grande importanza.

Azione

I seguenti consigli aiutano a proteggere, rafforzare e conservare la preziosa energia di questi organi. Possono essere facilmente attuati nella vita quotidiana, generando pace interiore, benessere e armonia.

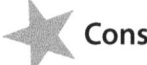 **Consigli:**

- Rispettate un ritmo sonno-veglia regolare.
- Dormite a sufficienza.
- Nel corso della giornata concedetevi piccole pause.
- Camminate.
- Proteggetevi dal freddo.
- Consumate cibi e bevande caldi.
- Riducete il consumo di sale.
- Limitate l'alcol e il caffè.
- Bevete tisane, per esempio a base di ortica, verga d'oro e foglie di betulla.
- Non perdete troppa energia sessuale.
- Strofinate le mani fino a scaldarle e massaggiate la parte bassa della schiena.
- Godetevi un pediluvio caldo.
- Picchiettate il centro della pianta del piede, sotto l'avampiede.
- La sera evitate gli stimoli visivi dati da televisione, computer, smartphone ecc.
- Regalate ogni giorno un sorriso ai vostri reni.

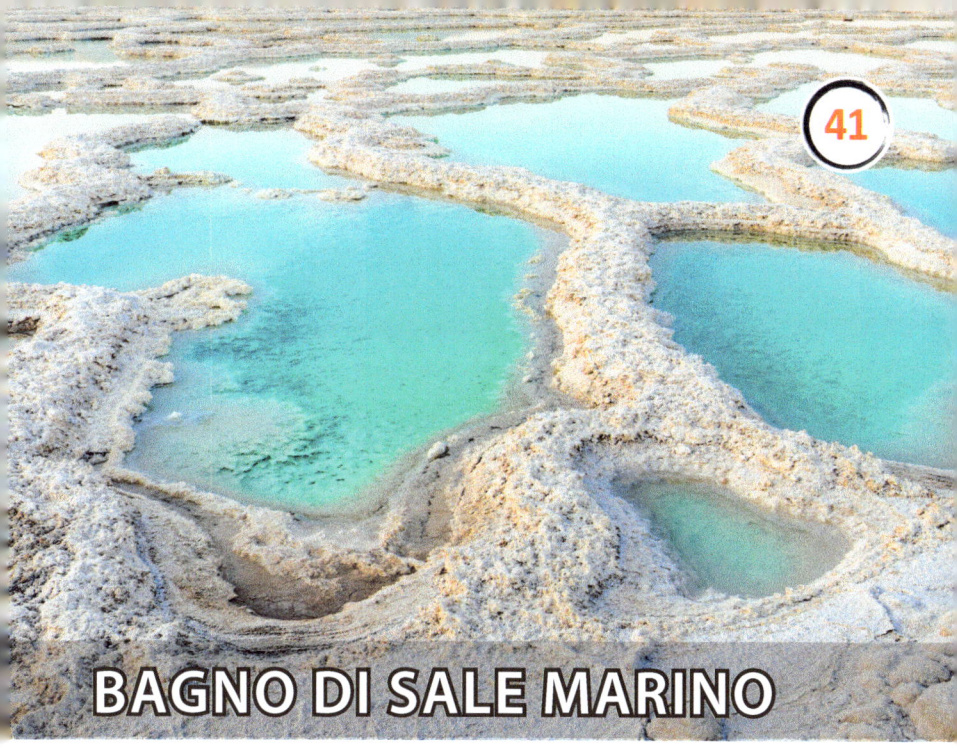

BAGNO DI SALE MARINO

Premessa

Fare il bagno è un antico rituale dall'effetto rilassante, calmante e benefico per il corpo e la mente. I sali del mar Morto, rispetto ad altri, sono ricchi di magnesio e potassio, ma poveri di cloruro di sodio (sale da cucina). Per questo motivo sono così efficaci a uso terapeutico.

Effetto

Un bagno con il sale marino calma la mente, allevia i dolori reumatici, i crampi e le tensioni muscolari. È utile in caso di sciatalgia, dolori articolari, lombalgia e problemi cutanei, favorisce la circolazione sanguigna e rilassa tutto il corpo.

95

Svolgimento

Per un bagno completo procuratevi 250 g di sali da bagno. Potete acquistarli in farmacia, parafarmacia e nei negozi di prodotti naturali. Scioglieteli in acqua preferibilmente calda. Poi aggiungete acqua fredda fino a ottenere una temperatura ideale di circa 38° C. Godetevi il bagno per circa 15-20 minuti. Sciacquatevi con acqua calda pulita e non usate sapone. Dopo il bagno assaporate un po' di pace. Un bagno completo alla settimana è sufficiente per ottenere effetti straordinari su corpo e mente.

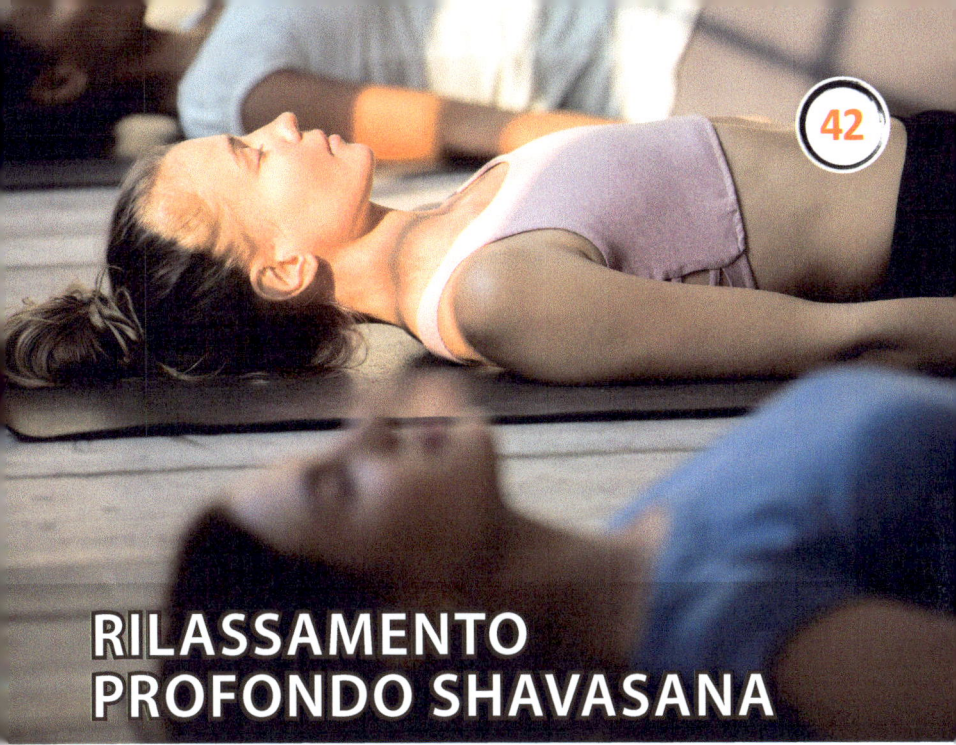

RILASSAMENTO PROFONDO SHAVASANA

Premessa

"Shavasana" è un termine sanscrito e indica uno dei principali esercizi (asana) dello yoga. Si tratta di un metodo di rilassamento profondo in posizione supina. È il simbolo del completo abbandono e ha un'azione di ringiovanimento su corpo e mente.

Effetto

Questo semplice esercizio procura un profondo rilassamento fisico e psichico, un abbandono vigile, che attraverso l'allineamento di corpo e mente genera una silenziosa consapevolezza. L'attività fisica e mentale si placa, il vissuto può essere elaborato e assimilato. Gli ormoni dello stress sono eliminati, mentre quelli della felicità sono rilasciati.

Svolgimento

Stendetevi supini su una superficie piana, non troppo morbida. Assumete una posizione più possibile neutra e simmetrica. Allungate la colonna e aprite le braccia lateralmente, formando un angolo di 45°. I palmi sono rivolti verso l'alto. Le gambe sono divaricate quanto l'ampiezza delle anche, i piedi sono rilassati e puntano all'esterno in posizione a V. Tenete la testa dritta, chiudete gli occhi e rilassate consapevolmente i muscoli del viso, la mascella, la lingua e il collo. Restate immobili. Somministratevi degli stimoli mentali per rilassarvi, per esempio ripetetevi mentalmente: "Il mio corpo è calmo e tranquillo. Il mio corpo è piacevolmente pesante e caldo. Rilasso il palmo della mano destra e quello della mano sinistra. Rilasso la pianta del piede destro e quella del piede sinistro. Rilasso il plesso solare". Durante l'esercizio lasciate fluire il respiro liberamente e naturalmente. Restate immobili per 5-20 minuti. Cercate di quietare i pensieri rimanendo vigili. Abbandonate il corpo e la mente senza addormentarvi. Assaporate questo momento di relax, pace e consapevolezza.

Consiglio: se necessario potete infilare un cuscino sotto le ginocchia e un altro più piccolo sotto il collo. Anche il cuscinetto per gli occhi è molto gradevole e favorisce il rilassamento. Se siete freddolosi, copritevi con una coperta leggera.

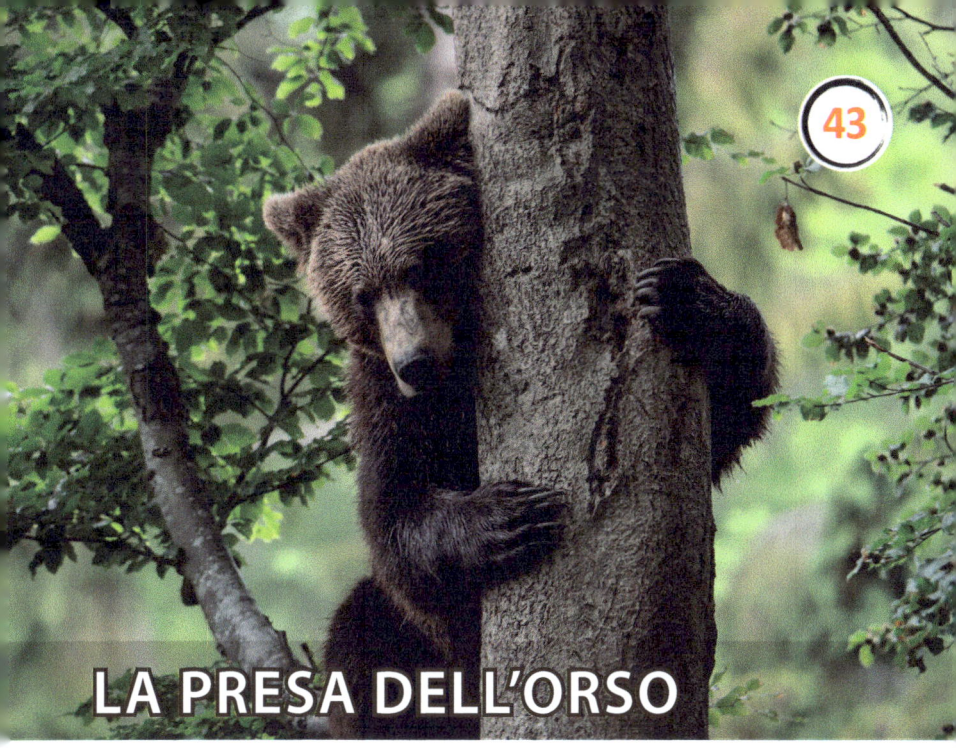

43

LA PRESA DELL'ORSO

Premessa

I mudra sono gesti simbolici eseguiti con le mani e con le dita. Sono detti anche "sigilli". Canalizzano l'energia in una determinata direzione e hanno il potere di produrre specifici effetti fisici e mentali.

Effetto

Il mudra denominato "presa dell'orso" è usato per stimolare il cuore e aumentare la concentrazione. Questo esercizio apre il chakra del cuore e attiva la ghiandola del timo. Infonde coraggio e rafforza il sistema immunitario.

Svolgimento

Per eseguire la stretta dell'orso congiungete le mani davanti al petto. Ruotate la sinistra in modo che il pollice sia rivolto verso il basso e la destra in modo che il pollice sia rivolto verso l'alto. Agganciate le dita fra loro stringendole a pugno. Mantenete la stretta al centro del petto, gli avambracci sono paralleli al pavimento. Inspirate e trattenete l'aria. Senza sciogliere il pugno, tirate con forza le mani verso l'esterno. Metteteci più forza possibile. Espirate. Inspirate e tirate di nuovo. Ripetete il gesto 3, 6, o 9 volte.

- Potete completarlo con la pratica "pettinarsi i capelli" (pag. 79).

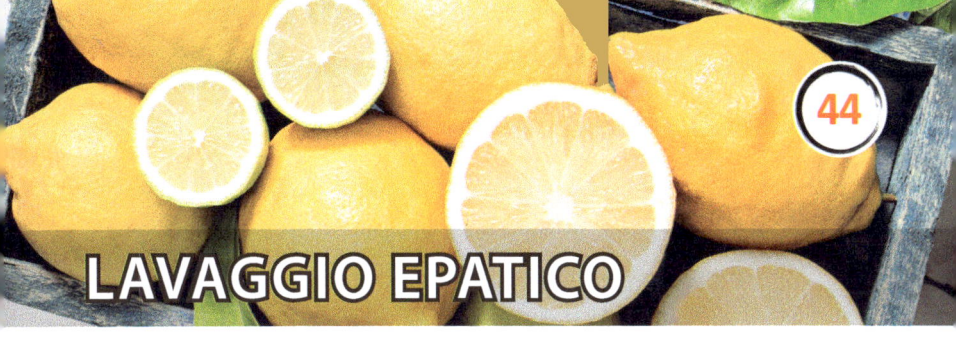

44

LAVAGGIO EPATICO

Premessa

Nella medicina tradizionale cinese, il fegato e la cistifellea, l'organo a esso collegato, sono associati, nelle fasi di trasmutazione, al legno e alla primavera. L'elemento legno simboleggia la freschezza, l'impulso all'azione, il nuovo inizio, la tolleranza, la partenza, l'agilità, la creatività, la crescita, la forza, la vita, la dinamicità e la capacità decisionale. Il fegato controlla il morbido fluire dell'energia (qi) in tutto il corpo. È chiamato anche "generale" per il suo ruolo difensivo contro gli attacchi al "regno corporeo". A esso sono attribuite le emozioni di rabbia e collera.

Effetto

Questa cura primaverile lo rigenera, dona armonia a corpo e mente e attiva nuova energia. Il lavaggio epatico ha un impatto positivo sull'intero apparato locomotore e sulla vista. Favorisce la digestione, purifica, disintossica ed elimina le scorie del metabolismo. L'irrequietezza svanisce e i blocchi si dissolvono. L'aspetto della cute migliora e mal di testa e disturbi della digestione e del sonno scompaiono. Rafforza inoltre il sistema immunitario e la risolutezza e attiva le capacità autocurative dell'organismo. Durante questa cura percepirete i classici sintomi da disintossicazione, come brividi e stanchezza. Il trattamento dura sette giorni, ma ne vale la pena!

Limonata depurativa

Ingredienti

- 0,25 l di acqua minerale non frizzante
- succo di 1 limone o di 1 lime
- 1 pizzico di pepe di Cayenna
- 1-2 cucchiai di sciroppo d'acero

Preparazione della speciale limonata depurativa

Mescolate insieme tutti gli ingredienti.

Svolgimento

Tutti i giorni: muovete dolcemente il corpo, camminate o andate in bicicletta.

Primo e secondo giorno: mangiate soltanto frutta e verdura cruda o cotta al vapore. Bevete almeno 2 volte al giorno 200 ml di limonata e 8 volte al giorno 200 ml di acqua.

Terzo giorno: bevete soltanto acqua e succhi di frutta freschi e almeno 4 volte al giorno 200 ml di limonata.

Quarto giorno = depurazione del fegato. Bevete almeno 4 volte al giorno 200 ml di limonata e acqua a volontà. La sera, prima di coricarvi, prendete 1 cucchiaio di olio d'oliva biologico spremuto a freddo e successivamente 200 ml di limonata.

Quinto giorno: seguite le stesse indicazioni del terzo giorno.

Sesto e settimo giorno: seguite le stesse indicazioni del primo e del secondo giorno.

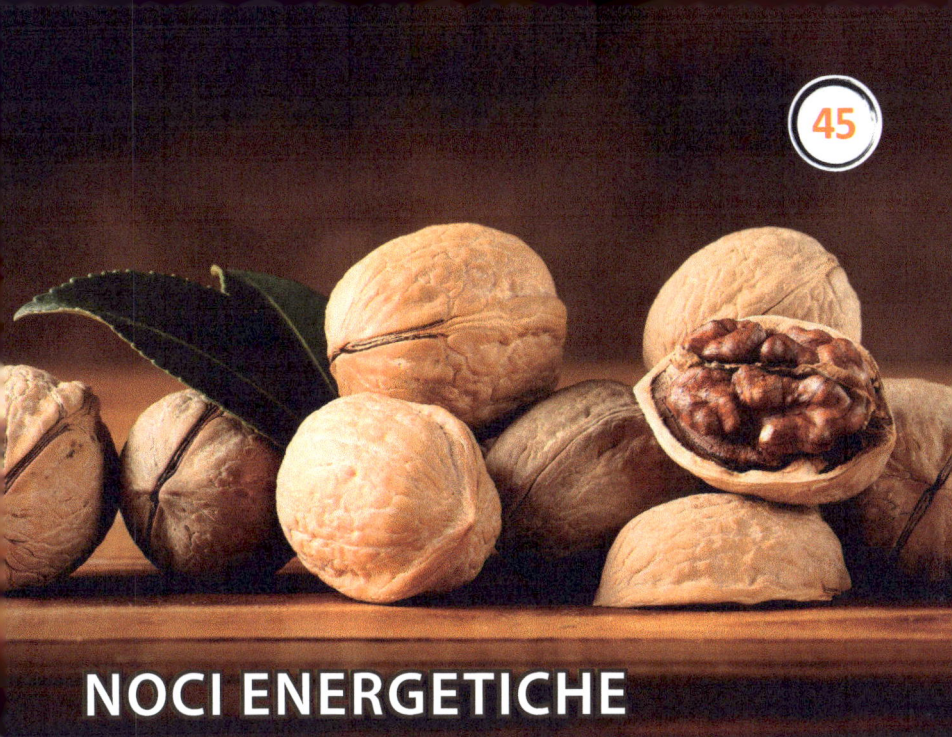

NOCI ENERGETICHE

Premessa

La frutta secca è un alimento altamente energetico. Secondo la medicina tradizionale cinese, soprattutto le noci hanno effetti incredibilmente benefici sulla salute fisica e mentale della persona. Esse contengono preziose proteine, carboidrati, minerali e fibre essenziali, vitamine A, B, C ed E in concentrazione più elevata rispetto ad altri tipi di frutta e verdura.

Effetto

Siccome la forma dei gherigli ricorda quella del cervello umano, i cinesi ritengono che mangiare noci influisca positivamente sull'intelligenza. Le noci inoltre aumentano l'energia primordiale, fortificano i reni, i polmoni e il cuore. Irrobustiscono i capelli e la cute e sono un toccasana per i nervi e la psiche. Le noci sono nutrienti, equilibranti, astringenti, antinfiammatorie e abbassano la glicemia.

Noci energetiche

Ingredienti

- 200 g di noci sgusciate tagliate a metà
- 20 g di sesamo
- 2-4 cucchiai di sciroppo d'acero

Preparazione

Tostate le noci in una padella, senza aggiungere olio. Controllate che non brucino. Mettetele in una ciotola. Versate sulle noci ancora calde lo sciroppo d'acero e cospargete con i semi di sesamo. Mescolate bene e fate raffreddare.

Conservate in un luogo buio e fresco, dentro un contenitore chiuso ermeticamente. Mangiatene ogni giorno una manciata.

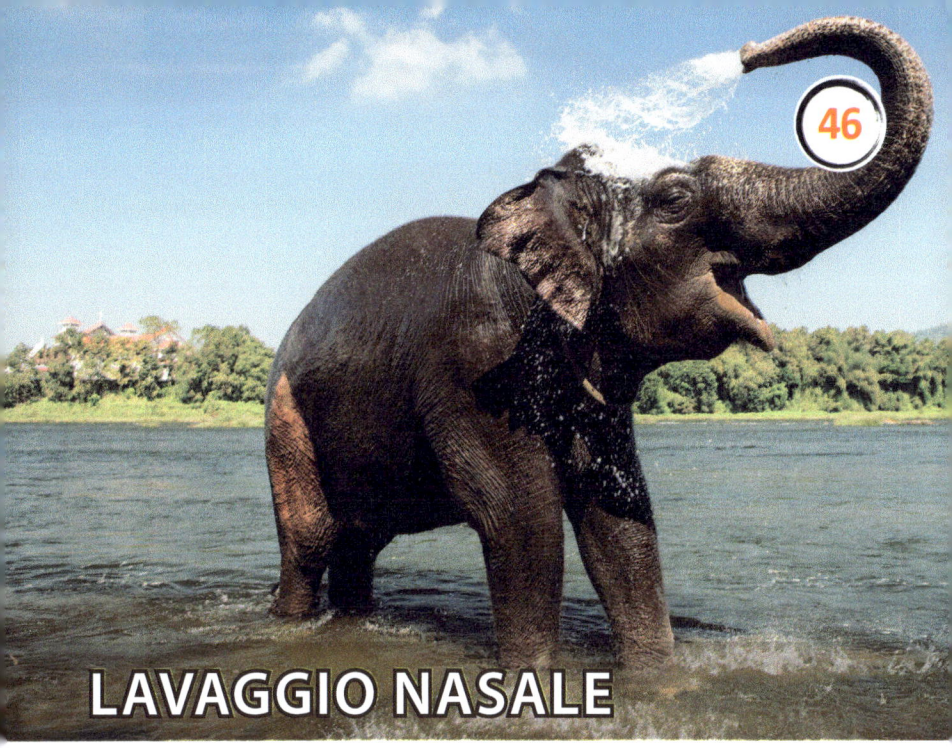

LAVAGGIO NASALE

Premessa

Lavare il naso con acqua tiepida salata è un'antica pratica dello yoga, che viene eseguita quotidianamente a scopo di pulizia e igiene. È come lavarsi i denti, ha un'azione preventiva, ma dà anche sollievo in caso di febbre da fieno o di leggero raffreddore.

Effetto

L'acqua tiepida salata pulisce il naso, i seni paranasali e la mucosa. Il lavaggio nasale è molto utile in caso di allergie, per esempio in caso di raffreddore da fieno o di allergia alla polvere. Questa semplice tecnica rafforza le difese, libera le vie respiratorie, dà sollievo in caso di naso chiuso o che cola e in generale combatte il raffreddore e le infiammazioni del seno frontale e dei seni paranasali.

Svolgimento

Irrigate il naso con acqua tiepida salata. In commercio sono disponibili apposite cannucce o pipette che facilitano l'introduzione del liquido nelle cavità nasali. Per la soluzione salina sciogliete circa 1 g di sale in 100 ml di acqua tiepida. Il sale deve essere ben disciolto prima di iniziare il lavaggio delle narici, una dopo l'altra. Alla fine ripulitevi con un fazzoletto. In farmacia e parafarmacia vendono soluzioni saline già pronte. Effettuate questo lavaggio ogni giorno, preferibilmente la mattina al risveglio.

Consiglio: per una cura più profonda del vostro naso potete introdurre in ciascuna narice 1-2 gocce di olio. Potete usare un olio puro, come l'olio di sesamo biologico maturato, o un olio alle erbe specifico.

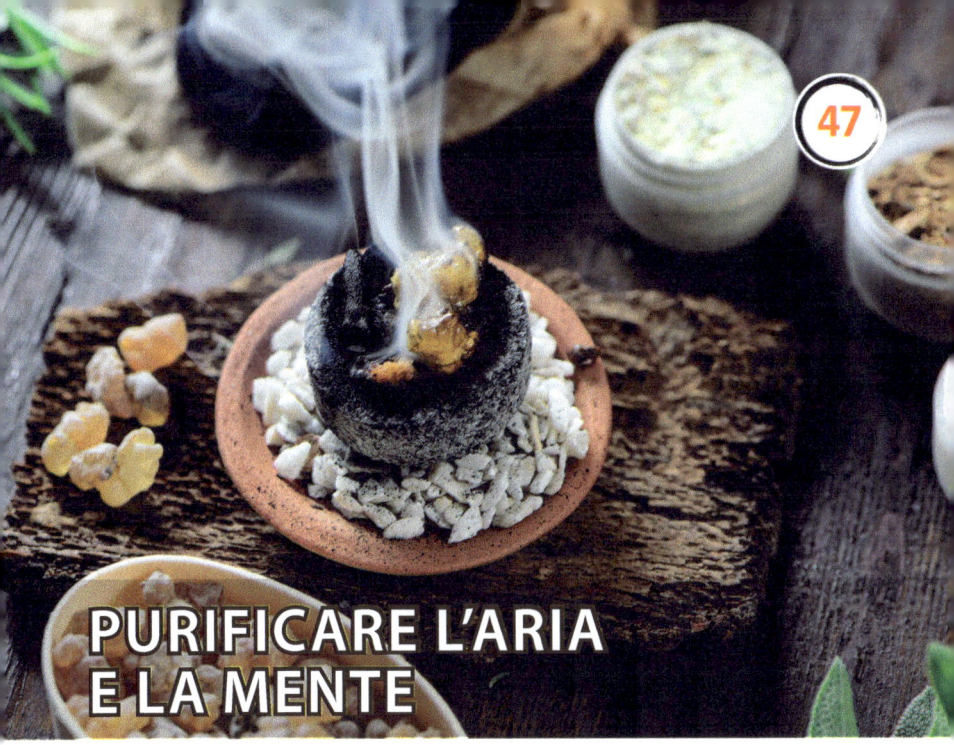

PURIFICARE L'ARIA E LA MENTE

Premessa

La fumigazione è un'arte impiegata fin dagli albori della storia dell'uomo. All'epoca questa tecnica serviva principalmente a scopi religiosi, come oblazione, o per disinfettare. Oggi viene usata soprattutto per purificare l'aria, favorire la concentrazione durante la meditazione, aumentare le energie mentali e integrare la medicina naturale.

Effetto

La fumigazione elimina le vibrazioni negative e gli odori dall'ambiente e purifica la mente e il corpo. Ha il potere di intensificare gli umori e, a seconda della composizione del fumo, ha un'azione antisettica, calmante, curativa, tonificante, stimolante, depurativa, migliorativa della concentrazione, disinfettante o benefica. Acuisce i sensi, centra e armonizza il corpo e la mente.

- **Per purificare l'aria** sono perfetti l'incenso, il ginepro, l'abete rosso, il pino, il pino silvestre, la melissa, i chiodi di garofano, la menta, l'eucalipto, la mirra, la canfora e la salvia bianca.

- **Per un'azione rilassante e armonizzante** sono ottimi la cannella, il sandalo, il legno di agar, la verbena, la camomilla, la lavanda, la maggiorana, il cedro e la mirra.

- **Per un effetto energizzante, ricostituente e rigenerante** funzionano a meraviglia la galanga, l'incenso, l'artemisia, il timo, il ginepro, la radice di enula, l'angelica, il cardamomo, la melissa e l'arancia.

- **Per un effetto antidepressivo e migliorativo** dell'umore sono particolarmente indicati il cardamomo, il finocchietto, l'iperico, la citronella, la rosa, il patchouli, l'erba santa, l'anice stellato, la melissa e il cedro.

- **Per favorire la meditazione, la spiritualità e la concentrazione** sono molto efficaci l'alloro, il legno di agar, il rosmarino, lo zafferano, il sandalo, l'eucalipto, i chiodi di garofano e l'incenso.

Svolgimento

Decidete se bruciare dei bastoncini d'incenso o se effettuare la tradizionale fumigazione a carbone o con un setaccio. In ogni caso, quando acquistate il legno per fumigare, controllate che non contenga additivi artificiali o riempitivi e che sia prodotto con materie prime, resine, fiori ed erbe naturali. Createvi un piccolo rituale personale, durante il quale, a seconda di necessità e scopi, scegliere una fragranza e "fumigare" in una stanza o in tutta la casa. Cercate di non distrarvi durante l'operazione. È bene accompagnare e favorire il rituale con pensieri positivi. Prima e dopo arieggiate brevemente le stanze.

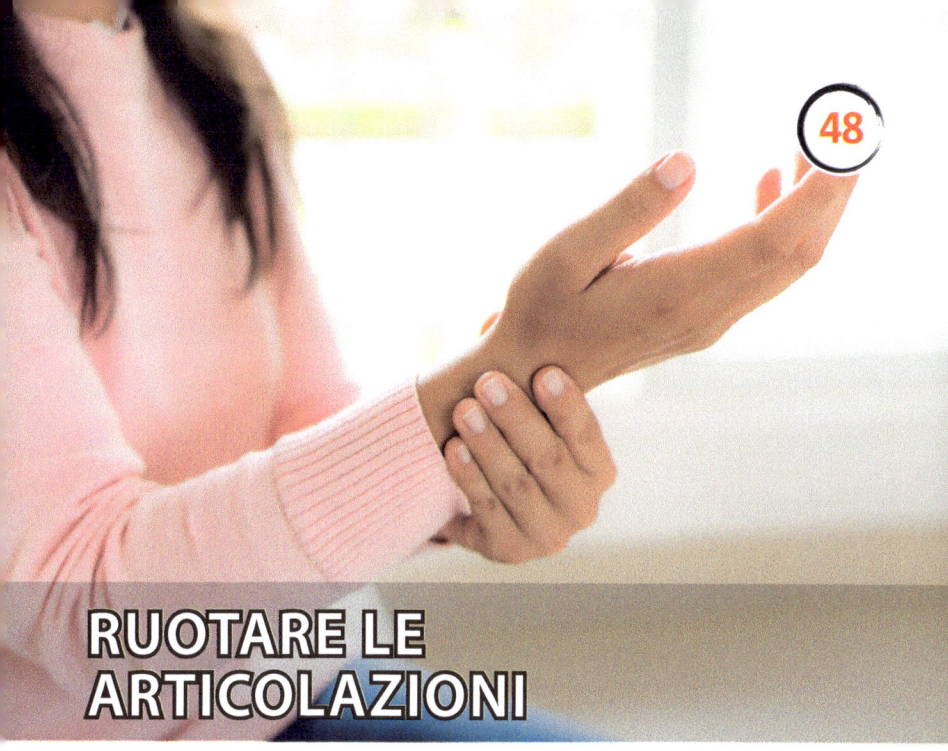

48

RUOTARE LE ARTICOLAZIONI

Premessa

Nella medicina tradizionale cinese si ritiene che le articolazioni, se mosse in modo insufficiente o scorretto, causino frequenti blocchi dell'energia e ostacolino il flusso del qi nel sistema energetico del corpo. Un'articolazione è come una centrale di controllo. Se l'energia si accumula, per esempio, nella caviglia, il qi, assorbito da terra attraverso la pianta del piede scorrerà in modo limitato nei polpacci e nelle cosce. Per questo è importante mobilizzare, attivare e sciogliere con regolarità e appropriatezza tutte le articolazioni.

Effetto

Questo semplice esercizio scioglie e risveglia l'intero corpo. Favorisce il fluire dell'energia e la mobilità, libera dai blocchi e dona una piacevole sensazione fisica.

Svolgimento

L'esercizio va eseguito in piedi. Ruotate ciascuna articolazione per 5, 10 volte, in entrambi i sensi, con cura, dolcezza e consapevolezza. Durante la pratica inspirate ed espirate con il naso. Sorridete in modo rilassato e naturale.

1. Caviglia
2. Ginocchio
3. Anca
4. Spalla
5. Gomito
6. Polso
7. Dita
8. Collo (muovete la testa avanti e indietro, poi a sinistra e a destra, inclinatela lateralmente e infine ruotatela gentilmente).

- Per completare la pratica vi consiglio il "massaggio del corpo con l'olio" (pag. 91).

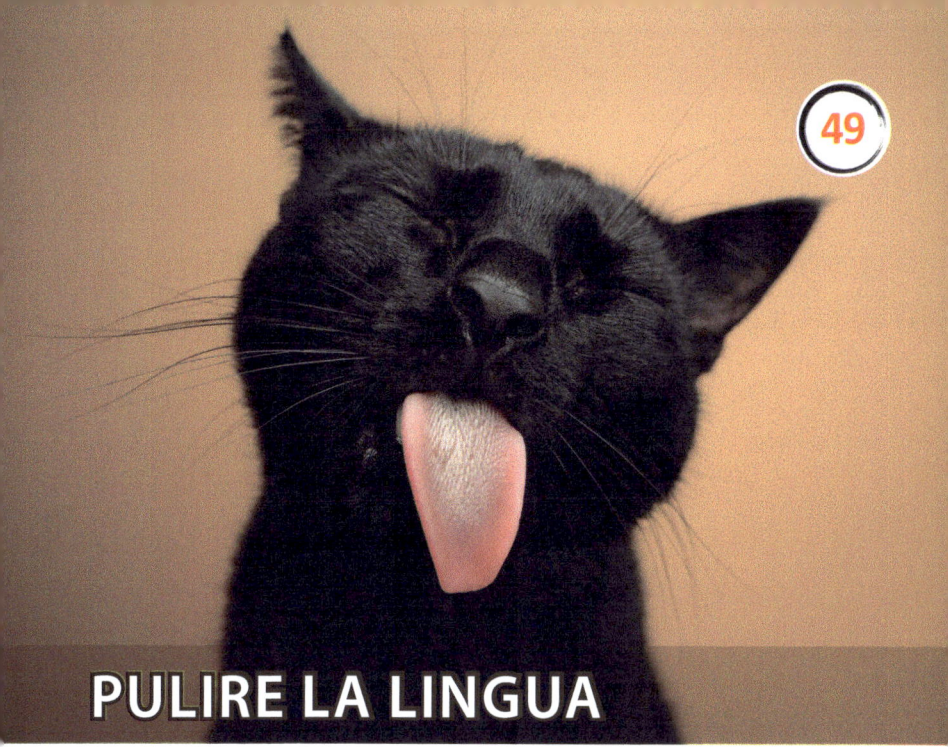

49

PULIRE LA LINGUA

Premessa

Secondo la tradizione ayurvedica la lingua è strettamente collegata all'intestino attraverso le zone riflesse e le tossine di un metabolismo malfunzionante o malato appaiono sotto forma di patina linguale.

Effetto

Questo semplice metodo di pulizia rimuove la combinazione di germi e batteri che si forma durante la notte sulla lingua di quasi tutte le persone e che si deposita in questa zona sotto forma di patina. Spesso questa patina è causa di alito cattivo, carie o parodontite.

Svolgimento

Mettete un pizzico di sale, da tavola o marino, sull'indice e sfregatelo su tutta la lingua. Poi rimuovete la patina con un cucchiaino o con un raschietto linguale. Evitate di ingoiarla. Infine lavatevi i denti o sciacquatevi la bocca con un collutorio.

- Per completare l'esercizio potete fare un "bagno oculare" (pag. 17), un "oil pulling" (pag. 41) e un "lavaggio nasale" (pag. 105).

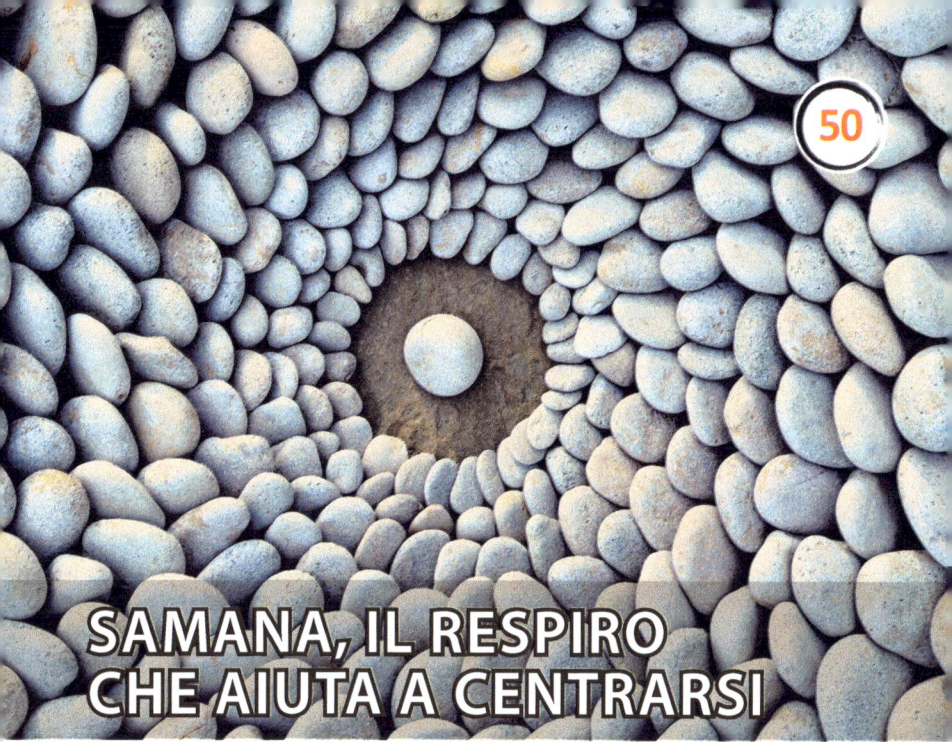

50

SAMANA, IL RESPIRO CHE AIUTA A CENTRARSI

Premessa

Nella teoria dell'anatomia sottile dello yoga e dell'ayurveda si afferma che il prana, la forza vitale, si manifesta nell'organismo umano attraverso cinque aspetti funzionali o "venti" (vayu). Samana è associato in particolare al volume respiratorio, trasporta le sostanze nutrienti e aiuta a espellere quelle di rifiuto, è attivo nell'area dell'ombelico. Questa energia regola il metabolismo e il fuoco digestivo e controlla la "digestione mentale".

Effetto

L'esercizio di respirazione qui descritto aiuta in caso di disturbi digestivi, migliora l'assorbimento delle sostanze nutritive, riporta in equilibrio il metabolismo, favorisce la regolazione del corpo e armonizza tutti gli aspetti fisici e psichici della persona.

Svolgimento

Assumete una posizione seduta stabile ed eretta. Connettetevi con la vostra naturale respirazione. Poi inspirate profondamente, prendete energia dall'universo e portatela nell'addome. Trattenetela a polmoni pieni, mentre bloccate per un momento il respiro, sotto forma di una sfera luminosa all'altezza dell'ombelico. Lasciate ardere il fuoco digestivo. Espirate immaginando che l'energia esalata si espanda e nutra il corpo, il cuore e la mente. Percepirete una sensazione generale di autoregolamentazione e bilanciamento. Ripetete l'esercizio per 3-5 minuti. Ascoltatevi ancora un po'.

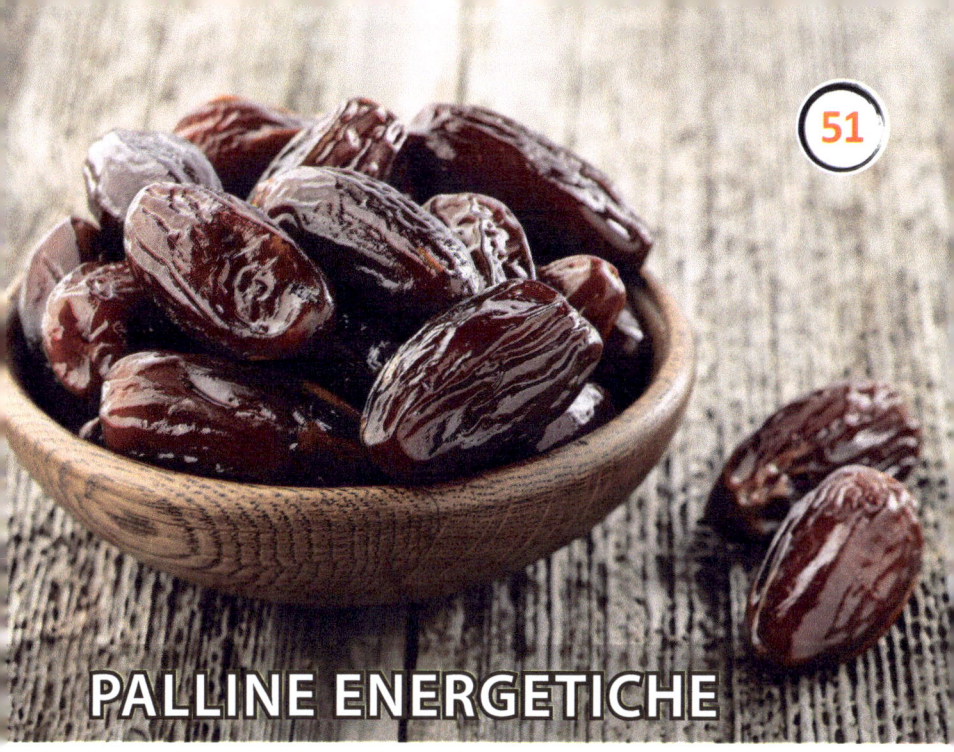

51

PALLINE ENERGETICHE

Premessa

Tutti noi ogni tanto abbiamo voglia di qualcosa di dolce. Queste deliziose palline, oltre a essere squisite, sono sane e ci regalano una carica extra di energia. Prepararle è un gioco da ragazzi. Grazie al loro elevato valore nutrizionale ci fanno passare completamente la fame. Potete portarne qualcuna con voi e mangiarla in qualsiasi momento.

Effetto

I datteri sono naturalmente dolci e rappresentano una preziosa fonte di fibre, utilissime per la digestione e la regolazione della glicemia, inoltre sono ricchi di antiossidanti. Le mandorle contengono molti minerali e oligoelementi, rafforzano i nervi e influiscono positivamente sul sistema immunitario. Il cacao dona buon umore, mentre l'olio di cocco stimola il metabolismo e trasmette energia. Le spezie esotiche, oltre a conferire al piatto un profumo squisito, hanno un effetto positivo sullo stato d'animo e fortificano il centro interiore.

Palline energetiche

Ingredienti

- 200 g di datteri snocciolati
- 100 g di mandorle tritate
- 30 g di cacao
- 5 g di olio di cocco
- 20 g di pasta di mandorle
- 1 pizzico di sale
- 1 pizzico di zenzero in polvere
- 1 pizzico di cannella in polvere
- 2 pizzichi di curcuma in polvere
- 2 pizzichi di noce moscata in polvere
- 2 pizzichi di vaniglia in polvere
- 2-3 cucchiai di acqua
- granella di cocco o sesamo bianco

Preparazione

Triturate gli ingredienti in un mixer da cucina. Con il composto formate delle palline da passare nella granella di cocco o nel sesamo.

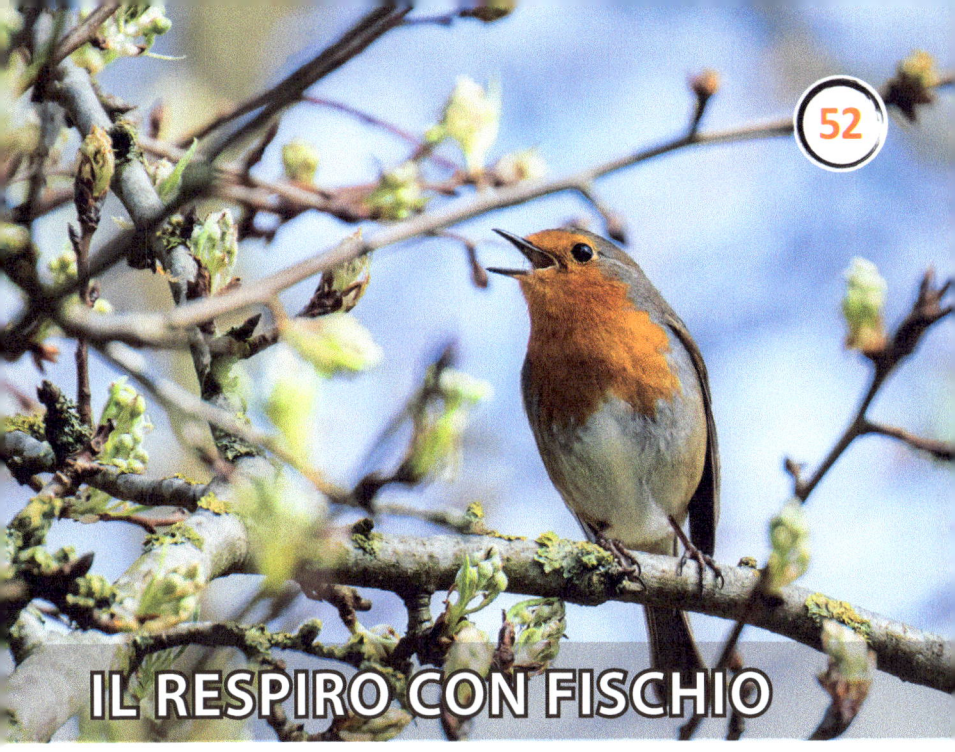

52

IL RESPIRO CON FISCHIO

Premessa

Questa semplice tecnica respiratoria proviene dallo yoga kundalini e agisce sul nervo vago. Questo nervo gioca un ruolo importante nel nostro sistema nervoso vegetativo. Il nervo vago è il più lungo dei dodici nervi cranici e fa parte del sistema parasimpatico. Il suo nome deriva dal latino "*vagari*" e significa "vagare, andare in giro". Ha origine in vari punti del tronco encefalico e passa attraverso diversi organi situati nella zona del collo, del petto e del ventre. Alcune ricerche hanno dimostrato che è coinvolto nelle emozioni superiori: compassione, empatia e benevolenza. Ogni movimento intenso, per esempio delle labbra, lo stimola.

Effetto

Questo esercizio di respirazione aumenta la capacità polmonare. Ha un'azione rilassante e stimola il suddetto nervo. Il respiro con fischio attiva inoltre la tiroide e le ghiandole paratiroidi e calma il sistema nervoso. Favorisce la serenità e la tranquillità.

Svolgimento

Sedetevi con la colonna vertebrale eretta. Chiudete gli occhi e concentratevi sul punto corrispondente al terzo occhio, tra le sopracciglia, ruotate dolcemente gli occhi verso l'alto, come se voleste guardare proprio lì. A ogni inspirazione protendete le labbra ed emettete un fischio. Espirate con il naso. Concentratevi sul suono prodotto. Se vi gira la testa, interrompete la pratica e riprendete una respirazione lunga e profonda. Ripetete l'esercizio per tutto il tempo che volete.

CONSIGLIO: potete effettuare la respirazione con fischio inspirando, espirando o in entrambe le fasi. Provate con calma le diverse varianti. Prestate attenzione a quale vi soddisfa e vi piace di più e/o vi dà più beneficio.

- **Per completare l'esercizio vi consiglio la "respirazione di lunga vita" (pag. 81) e la "respirazione a narici alternate" (pag. 31).**

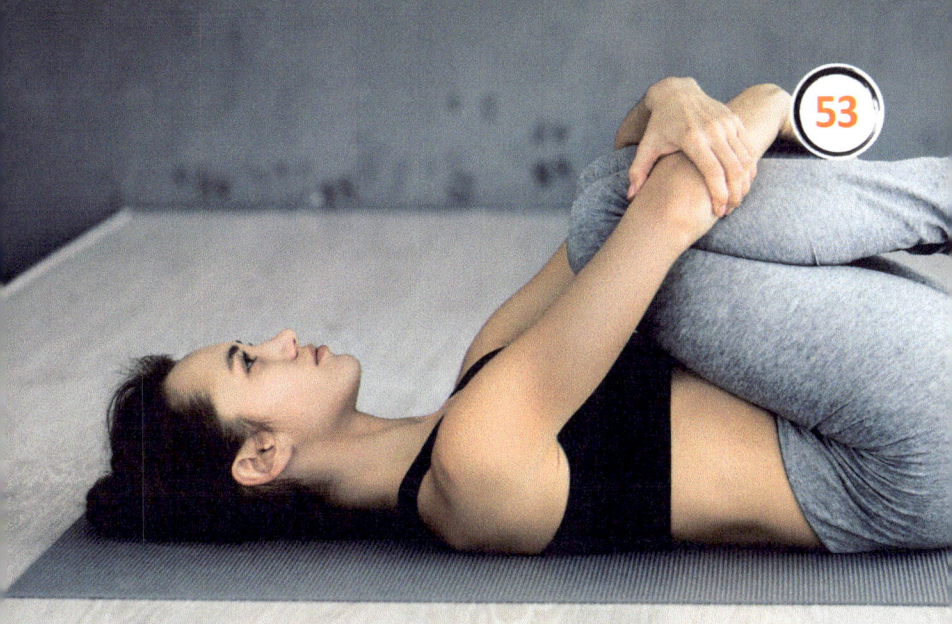

LA SERIE APANASANA

Premessa

Il termine "apanasana" è composto dalle parole "apana" (movimento discendente dell'energia) e "asana" (posizione). È un esercizio semplice dello yoga, che infonde tranquillità, influisce positivamente sulla digestione e aiuta a distendere il corpo e la mente.

Effetto

Questo esercizio approfondisce il respiro, armonizza il plesso solare, riduce la tensione sulla schiena e favorisce la digestione. Combatte meteorismo e flatulenza. Massaggia l'intestino e gli organi dell'addome. Inoltre allevia i dolori mestruali, riduce le tensioni alle spalle e al collo e rilassa il sistema nervoso.

Svolgimento

Sdraiatevi con la schiena sul pavimento e avvicinate le ginocchia al petto. Appoggiate le mani sulla parte inferiore delle gambe e abbracciate le tibie. Inspirate e sciogliete la tensione tra le gambe e il torace. Espirate e riavvicinate consapevolmente le ginocchia al petto. Ripetete l'esercizio circa 21 volte. Poi rilassatevi per un paio di minuti con le braccia e le gambe allungate. Non eseguite la sequenza subito dopo i pasti.

• **Potete completare l'esercizio con il "massaggio del ventre" (pag. 67.**

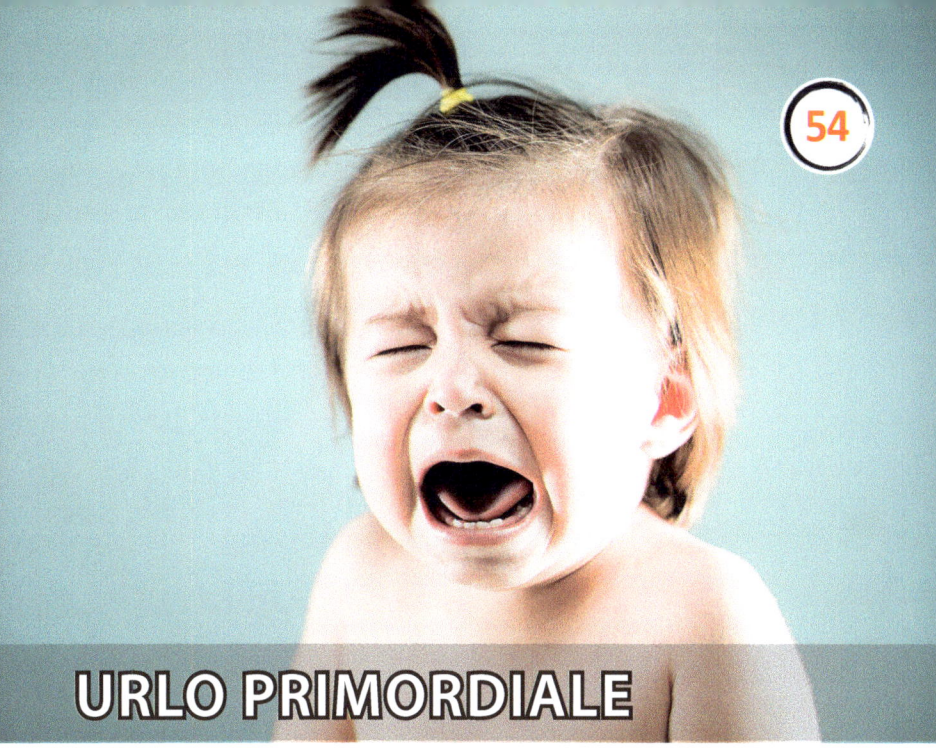

URLO PRIMORDIALE

Premessa

Sfogarsi ogni tanto è fondamentale per un armonioso equilibrio. Troppo spesso le persone "ingoiano" dolore e preoccupazioni e covano rabbia e risentimento. In questo modo non soltanto rivolgono l'energia contro se stesse, ma bloccano e paralizzano il corpo e la mente. Urlare, invece, implica la capacità di mollare e di fidarsi. Chi ha il coraggio di gridare, oltre a liberarsi da sensazioni e sentimenti repressi, acquisisce fiducia in se stesso, lucidità ed energia.

Effetto

Un grido forte, di pancia, rilassa, scioglie le energie bloccate e le emozioni compresse e libera dai dolori fisici. Questo urlo primario riduce lo stress e la tensione muscolare. Aiuta a combattere le paure e favorisce l'abbandono fisico e mentale.

Svolgimento

Cercate un posto in cui potete urlare liberi e indisturbati: un bosco isolato, una montagna, una cascata, il mare o la vostra auto. Potete anche gridare contro il vento. Visualizzate dolore, frustrazione o collera. Inspirate profondamente e gridate a squarciagola ciò che vi pesa, vi opprime o vi limita. Ripetete l'esercizio finché vi sentite più liberi, più leggeri, più lucidi, più bendisposti e più rilassati.

• **Per completare l'esercizio vi consiglio l'"approfondimento dell'energia interiore" (pag. 163).**

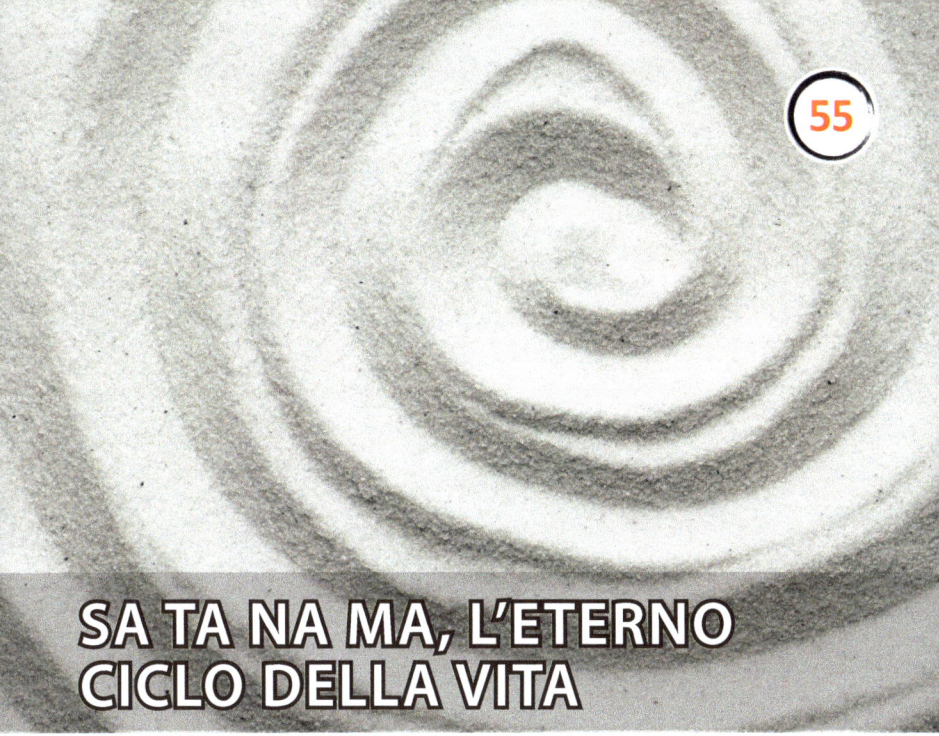

SA TA NA MA, L'ETERNO CICLO DELLA VITA

Premessa

Tutto cambia e si trasforma. Questo formidabile esercizio di meditazione descrive l'eterno ciclo della vita. Ogni cosa in natura è a esso collegata. La sillaba "SA" è la nascita, il principio, il nuovo inizio, "TA" è la vita, l'azione, "NA" il cambiamento, la trasformazione, il lasciar andare e "MA" la rinascita, la ripartenza, il rinnovamento.

Effetto

Questo esercizio favorisce la concentrazione, la consapevolezza e il raccoglimento. Scioglie i blocchi e libera le energie. Ci riporta al nostro centro e migliora l'attenzione. Ci permette di accogliere meglio i cambiamenti e di abbandonarci al flusso della vita con profonda fiducia e serena accettazione.

Svolgimento

Mettetevi seduti in una posizione di meditazione comoda, con la schiena dritta, e portate l'attenzione sul punto situato tra le sopracciglia, il cosiddetto terzo occhio. Appoggiate le mani, rilassate, sulle ginocchia. Mentre intonate il mantra cambiate la posizione delle dita, premendo forte ciascun polpastrello contro il polpastrello del pollice.

SA – pollice e indice si toccano.
TA – pollice e medio si toccano.
NA – pollice e anulare si toccano.
MA – pollice e mignolo si toccano.

Dopodiché il ciclo ricomincia. Cantate in modo più naturale e melodioso possibile. Dopo un po' modificate il volume. Iniziate cantando con voce forte, poi abbassatela fino a sussurrare, infine ripetete altri due cicli mentalmente, in silenzio. Terminate l'esercizio quando preferite. Soffermatevi ancora un istante e godetevi la pace e l'armonia.

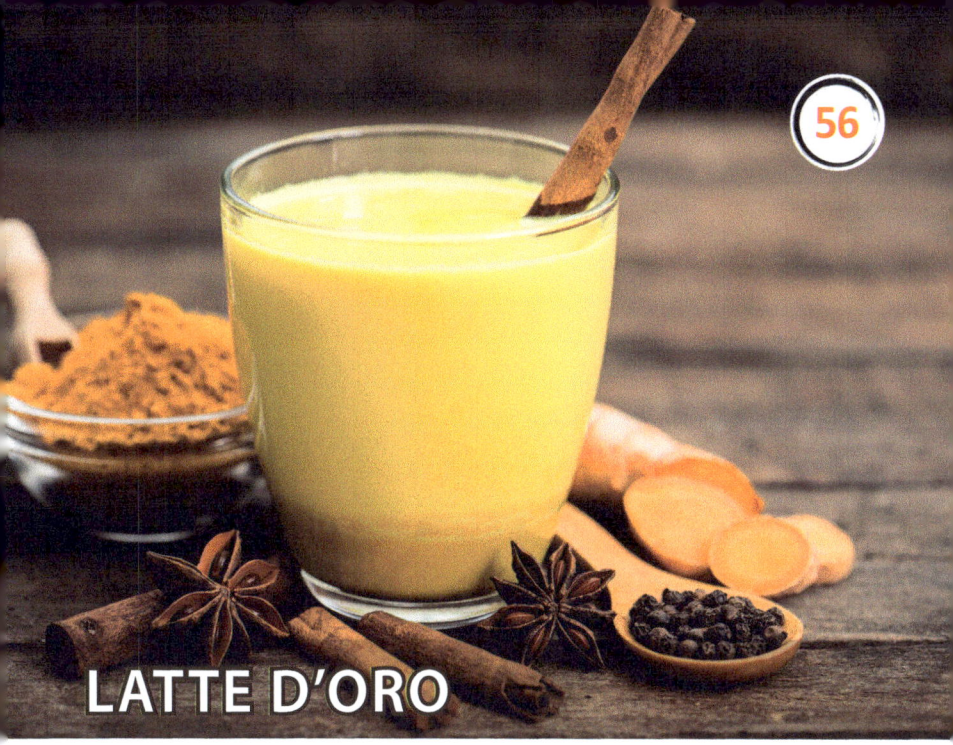

56

LATTE D'ORO

Premessa

Nell'ayurveda, la medicina tradizionale indiana, il latte d'oro è da sempre considerato un rimedio curativo. Questa bevanda calda deve il suo nome al colore giallo brillante che la curcuma in polvere conferisce al latte e/o alla bevanda vegetale durante la cottura. La medicina ayurvedica usa la curcuma da millenni come cura naturale.

Effetto

Il latte d'oro ha un'azione regolatrice su corpo e mente. Dona energia e nel contempo rilassa. Può essere bevuto la mattina, ma anche la sera, prima di coricarsi. Presenta molti effetti positivi: è antiossidante, rafforza il sistema immunitario e migliora l'aspetto della pelle. Inoltre favorisce la digestione, riduce gonfiore e flatulenza e favorisce il sonno. I suoi ingredienti combattono le infiammazioni, disintossicano il corpo, stimolano il metabolismo e incrementano la produzione di serotonina, l'ormone della felicità rilasciato dall'organismo.

Latte d'oro

. . . .

Ingredienti

- 200 ml di bevanda vegetale (per esempio latte di riso, avena o mandorla)
- 1 cucchiaino di curcuma macinata
- ¼ di cucchiaino di zenzero in polvere
- ¼ di cucchiaino di pepe nero macinato
- ½ cucchiaino di noce moscata macinata
- ½ cucchiaino di cardamomo in polvere
- ½ cucchiaino di cannella macinata

Preparazione

Mescolate tutte le spezie nel latte vegetale. Scaldatelo, dolcificatelo a piacere e gustate questa deliziosa bevanda.

. . . .

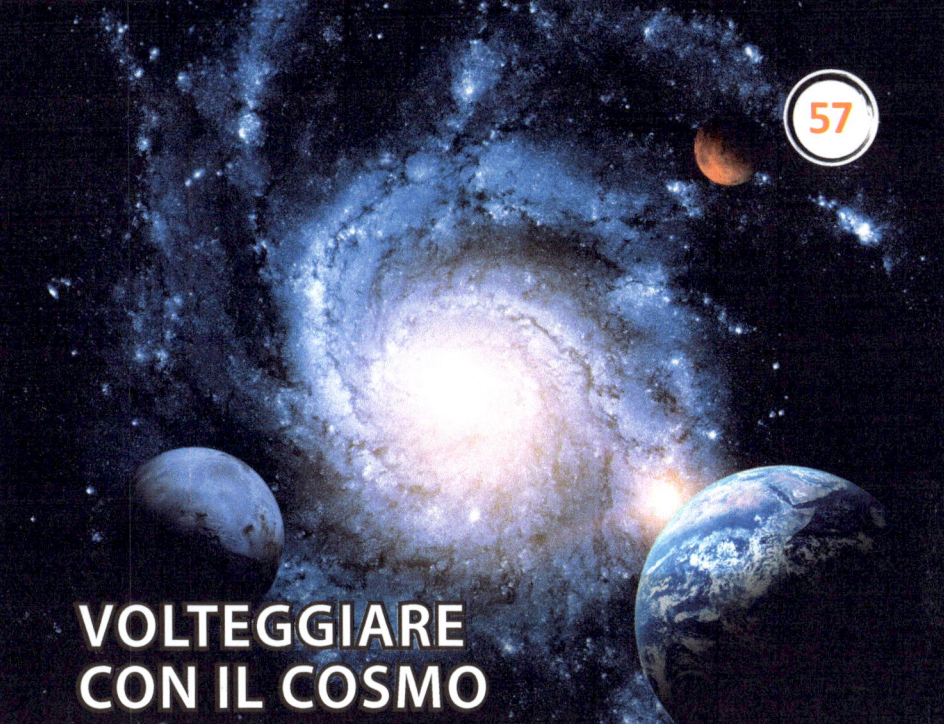

57

VOLTEGGIARE CON IL COSMO

Premessa

Questo esercizio calmo e delicato deriva dal qi gong. Volteggiare con il cosmo connette la persona, il microcosmo, con l'universo, il macrocosmo. Entriamo in risonanza con il Tutto e vibriamo con la sua potente energia. In questo modo percepiamo pace interiore, acquisiamo lucidità e ci sentiamo sicuri e protetti.

Effetto

Questo semplice esercizio chiarisce i pensieri e pacifica la mente. Ha un'azione armonizzante e riduce lo stress. Dona stabilità e solidità, rafforza il centro interiore, allunga e stimola i muscoli della schiena.

Svolgimento

Mettetevi seduti su un cuscino da meditazione o sul bordo di una sedia. Appoggiate le mani sulle cosce, con i palmi rivolti verso il basso. Iniziate a volteggiare gentilmente e molto lentamente con il busto. Potete immaginare che sia la lancetta di un orologio. I volteggi possono essere dell'ampiezza che preferite. Focalizzate l'attenzione sulla sommità del capo e connettetela mentalmente con il cosmo. Restate in contatto con il vostro centro. Percepite bacino, gambe e piedi come una base solida. Volteggiate almeno 20 volte in senso orario. Ascoltatevi e poi volteggiate altre 20 volte in senso antiorario. Lasciate che l'aria entri ed esca dal naso naturalmente e liberamente. Durante l'esercizio potete tenere gli occhi aperti o chiusi. Osservatevi di nuovo e rilassatevi per tutto il tempo che volete.

- **Come integrazione potete eseguire l'esercizio "Sa Ta Na Ma, l'eterno ciclo della vita" (pag. 123)**

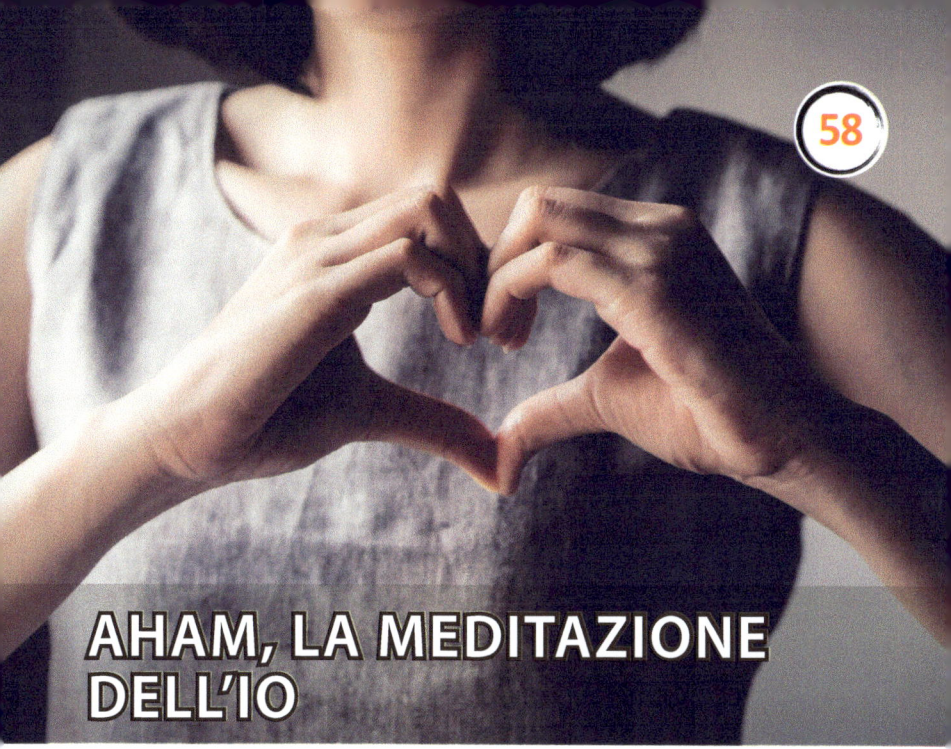

58

AHAM, LA MEDITAZIONE DELL'IO

Premessa

La parola sanscrita "aham" significa "io" o "io sono". In questa meditazione assume il significato "io sono io", "io sono la vera natura", "io sono la vera conoscenza" o anche "io sto bene così come sono".

Effetto

Questo mantra rafforza l'amore per se stessi e l'autoaccettazione. Ci connette con la nostra forza interiore e ci dona fiducia in noi stessi, autoconsapevolezza e ottimismo.

Svolgimento

Sedetevi con la schiena eretta a terra, su un cuscino, o su una sedia. Chiudete gli occhi e mettetevi in contatto con il vostro respiro naturale. Inspirando ripetete mentalmente "a" ed espirando "ham". Soffermatevi su questo esercizio finché percepite in voi una sensazione di leggerezza e gioia.

- **Potete completarlo con la pratica "il potere del sorriso" (pag. 61).**

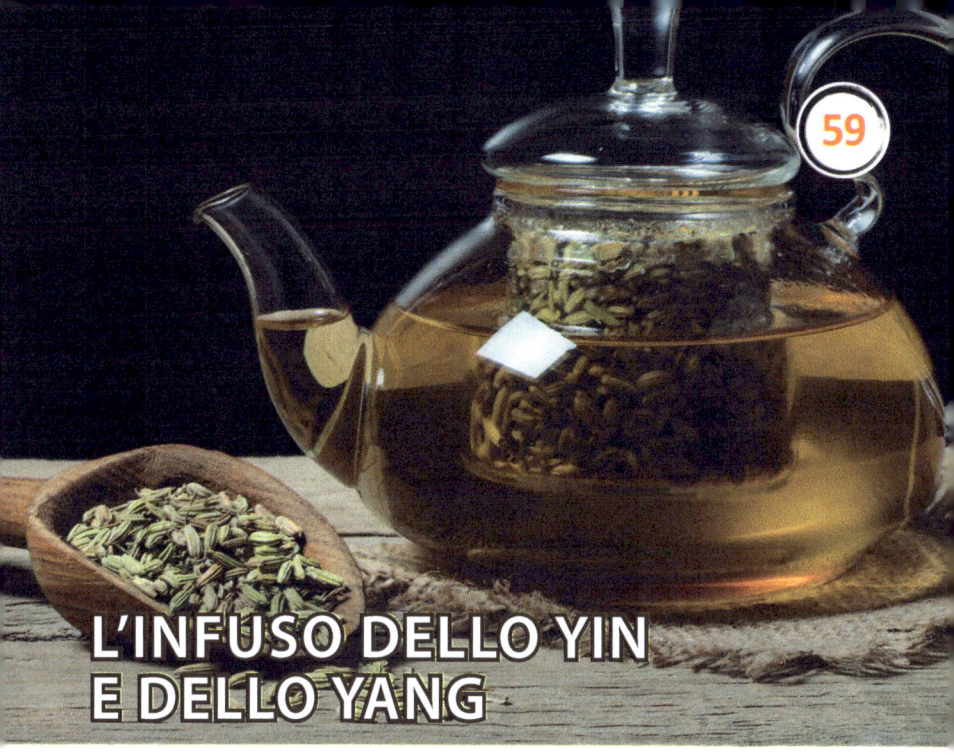

59

L'INFUSO DELLO YIN E DELLO YANG

Premessa

Secondo un antico proverbio cinese: "Se il centro è forte si possono guarire 1000 malattie. Ma se è debole resta poca speranza". Questa miscela di erbe rafforza il centro interiore e ha un influsso benefico sull'apparato digerente e sulla mente.

Effetto

Il finocchietto è antispasmodico e stimola la digestione. In combinazione con anice e cumino, questo infuso riduce gonfiore, flatulenza e crampi addominali. La liquirizia è leggermente tonificante, calma la mente e favorisce l'armonia interiore e l'appagamento.

Infuso dello yin e dello yang

Ingredienti

- 100 g di semi di finocchietto
- 100 g di semi di anice
- 100 g di semi di cumino
- 100 g di radici di liquirizia tagliate finemente

Preparazione

Mescolate le erbe e riempite un contenitore ermetico. Versate in una tazza (da 200-300 ml) 1 cucchiaino della miscela. Versateci sopra dell'acqua calda e lasciate in infusione per circa 10 minuti. Prima di berlo filtratelo con un setaccio.

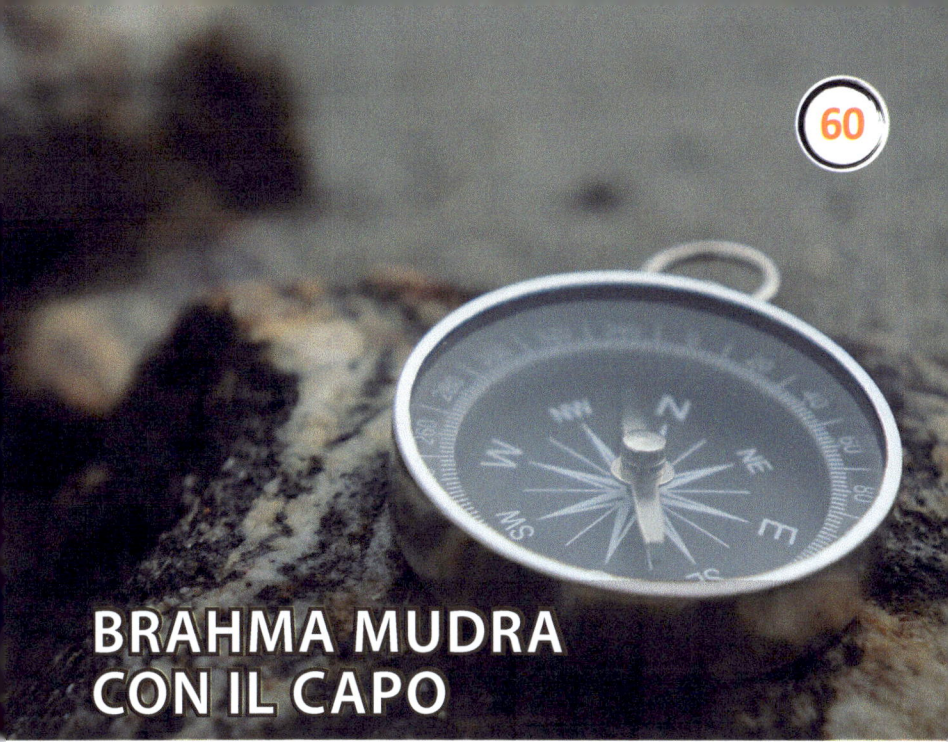

60

BRAHMA MUDRA CON IL CAPO

Premessa

Questo esercizio deve il suo nome a una leggenda: il dio creatore Brahma aveva quattro teste e riusciva a vedere contemporaneamente in tutte le direzioni del cielo.

Effetto

Questo efficacissimo esercizio deriva dallo yoga. Rilassa le spalle e il collo, rafforza gli occhi, previene il mal di testa e ha un'azione calmante e centrante.

Svolgimento

Potete eseguirlo da seduti o in piedi. Muovete la testa lentamente e consapevolmente, in tutte e sei le direzioni.

1. **Espirando:** portate il capo in avanti, avvicinate il mento allo sterno e guardate il terzo occhio, tra le sopracciglia.
Inspirando: chiudete gli occhi e riportate il capo in posizione eretta neutra.

2. **Espirando:** piegate il capo all'indietro e guardatevi la punta del naso.
Inspirando: chiudete gli occhi e riportate il capo in posizione eretta neutra.

3. **Espirando:** ruotate il capo a sinistra. Portate lo sguardo indietro, oltre la spalla sinistra.
Inspirando: chiudete gli occhi e riportate la testa in posizione eretta neutra.

4. **Espirando:** ruotate il capo a destra. Portate lo sguardo indietro, oltre la spalla destra.
Inspirando: chiudete gli occhi e riportate la testa in posizione eretta neutra.

5. **Espirando:** inclinate il capo verso la spalla sinistra e guardate in alto a destra, in diagonale.
Inspirando: chiudete gli occhi e riportate la testa in posizione eretta neutra.

6. **Espirando:** inclinate il capo verso la spalla destra e guardate in alto a sinistra, in diagonale.
Inspirando: chiudete gli occhi e riportate la testa in posizione verticale neutra.

Ripetete l'intera sequenza almeno 3 volte.

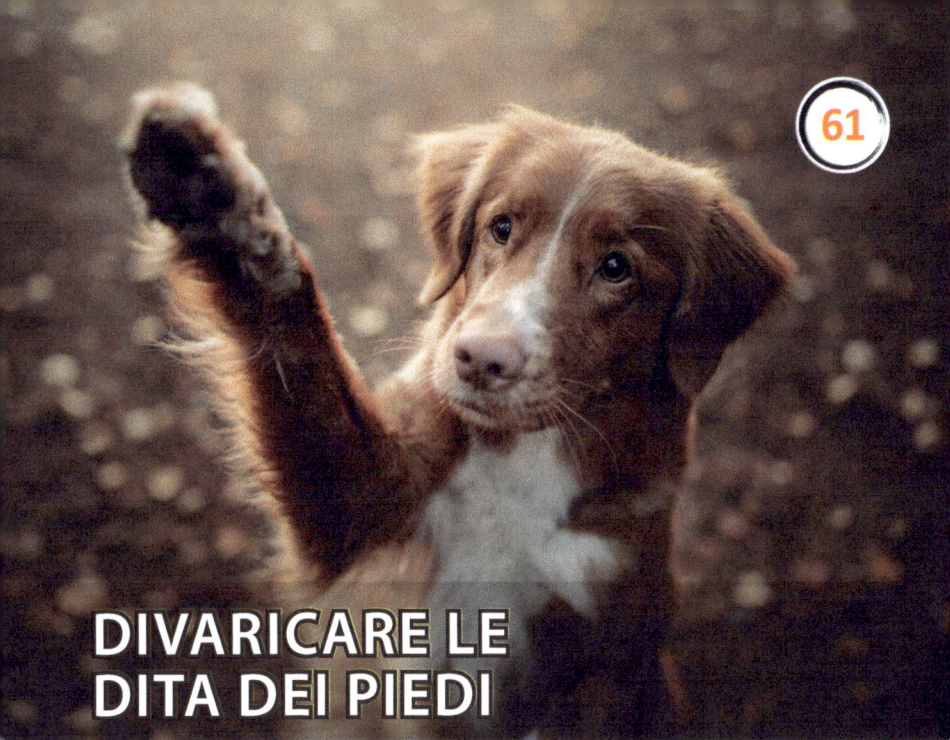

61

DIVARICARE LE DITA DEI PIEDI

Premessa

I nostri piedi stanno per molto tempo chiusi nelle scarpe. Per ragioni climatiche, alle nostre latitudini camminare scalzi non è sempre possibile. Divaricare le dita è un toccasana per tutto il piede. L'esercizio è molto semplice. Non occorrono attrezzi e lo si può praticare ovunque.

Effetto

Allargare le dita dei piedi allena i rispettivi muscoli e trasmette energia a tutto l'organismo. Mantiene le estremità degli arti inferiori flessibili e sane e combatte l'insorgenza dell'alluce valgo.

Svolgimento

Sedetevi in modo da poter toccare un piede con la mano. Preferibilmente appoggiatelo su una coscia. Allargate le dita infilandovi quelle della mano. Il mignolo è tra il quinto e il quarto dito, l'anulare tra il quarto e il terzo dito, il medio tra il terzo e il secondo dito. L'indice è fra il secondo dito e l'alluce. Il palmo della mano è appoggiato sulla parte posteriore del piede. Mantenete la posizione per almeno 1-3 minuti. In aggiunta potete stringere il pugno e spingere le dita verso la pianta. Questo gesto intensifica l'esercizio. Ripetete la sequenza con l'altro piede.

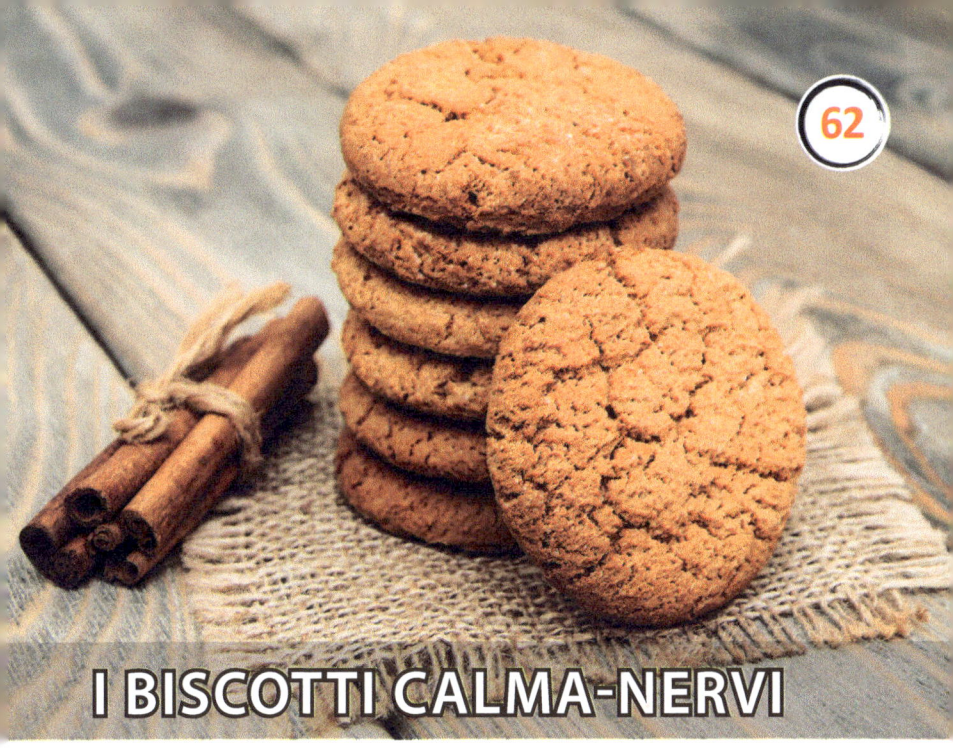

62

I BISCOTTI CALMA-NERVI

Premessa

La nostra alimentazione deve essere sana e gustosa e nello stesso tempo deve proteggere e rivitalizzare il corpo e la mente. Questi biscotti sono squisiti e hanno un'azione equilibrante dell'umore.

Effetto

Si dice che esercitino una profonda azione calmante sui nervi. Purificano i sensi, hanno un potere tranquillizzante e armonizzante e donano il buon umore. La cannella riscalda e rilassa, regola la circolazione e ha un influsso positivo sulla glicemia. Aiuta in caso di disturbi gastrointestinali, è disinfettante e trasmette felicità. I chiodi di garofano sono antibatterici e favoriscono la digestione. La noce moscata ha proprietà afrodisiache, è antispasmodica e apre il cuore. Le mandorle sono famose per la loro capacità di abbassare il colesterolo. Il farro è facilmente digeribile e ha un effetto basico sul corpo.

Biscotti calma-nervi

Ingredienti

- 400 g di farina di farro
- 250 g di margarina vegetale ammorbidita
- 150 g di zucchero di canna integrale
- 200 g di mandorle tritate
- 3 cucchiai di purea di mele
- 20 g di cannella
- 10 g di noce moscata macinata
- 5 g di chiodi di garofano in polvere
- 2 pizzichi di sale

Preparazione

Versate la farina in una grande terrina o direttamente sul piano di lavoro. Distribuite la margarina ammorbidita in piccoli pezzi. Aggiungete lo zucchero integrale, le mandorle tritate, la purea di mele e tutte le spezie e impastate. Mettete l'impasto in frigorifero per 30 minuti. Infine stendetelo con uno spessore di 5 mm e create le forme che preferite. Disponete i biscotti su una teglia foderata con apposita carta e infilate nel forno preriscaldato a 180° sul ripiano intermedio. Cuocete i biscotti per 10-15 minuti.

La prima volta sorvegliate la cottura. Mangiatene non più di 4 al giorno, a seconda della grandezza. I bambini non più di 1 al giorno.

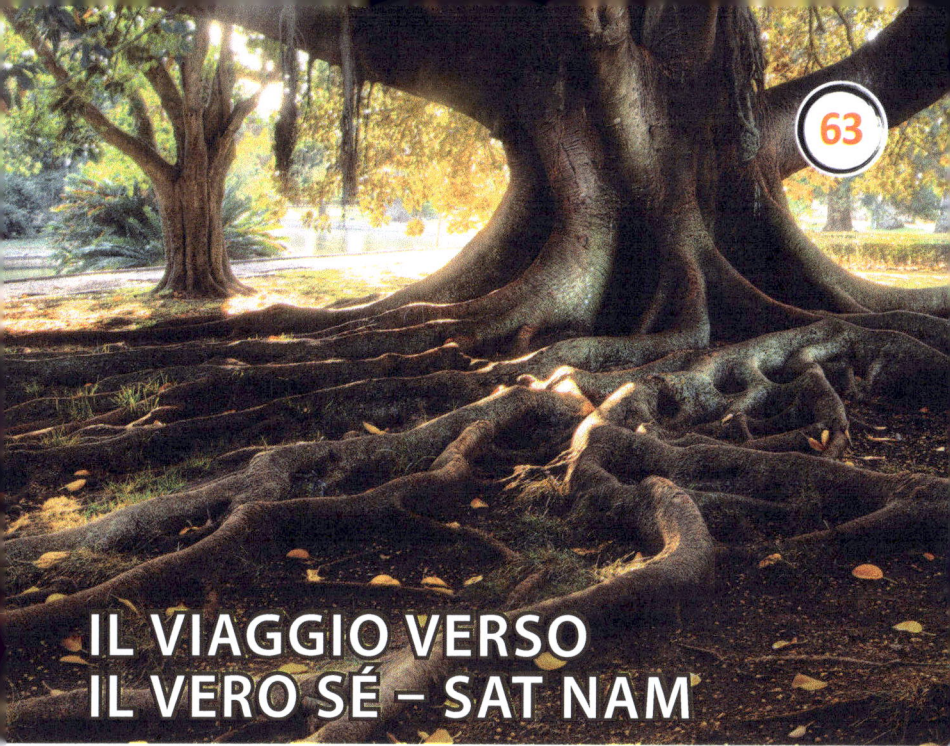

63

IL VIAGGIO VERSO IL VERO SÉ – SAT NAM

Premessa

La parola "Sat Nam" è composta da due sillabe: "Sat" (verità) e "Nam" (nome) e significa "la verità è la mia identità". Questo mantra deriva dallo yoga kundalini. Sat Nam è anche considerato un mantra universale perché può essere usato indipendentemente dai propri sistemi di credenze.

Effetto

Recitare questo mantra aumenta la fiducia nelle proprie capacità. Aiuta a radicarsi e ad accedere al proprio potenziale. Attiva tutti i centri energetici del corpo. Le vibrazioni del mantra danno inizio al viaggio verso la propria vera identità. La verità individuale e quella universale diventano una cosa sola.

Svolgimento

Assumete una posizione seduta stabile ed eretta. Rivolgete l'attenzione alla base della colonna vertebrale. Immaginate che, durante l'inspirazione, la vibrazione della sillaba "saah" salga lungo la colonna vertebrale, attivando la frequenza di ogni centro energetico. Quando il suono arriva in alto, alla testa, chiudete la prima sillaba con il suono "t", come se voleste toccare il palato con la punta della lingua. Pronunciando la seconda sillaba, "naam", percepite il flusso del suono che durante l'espirazione si espande nel campo energetico che circonda il vostro corpo.

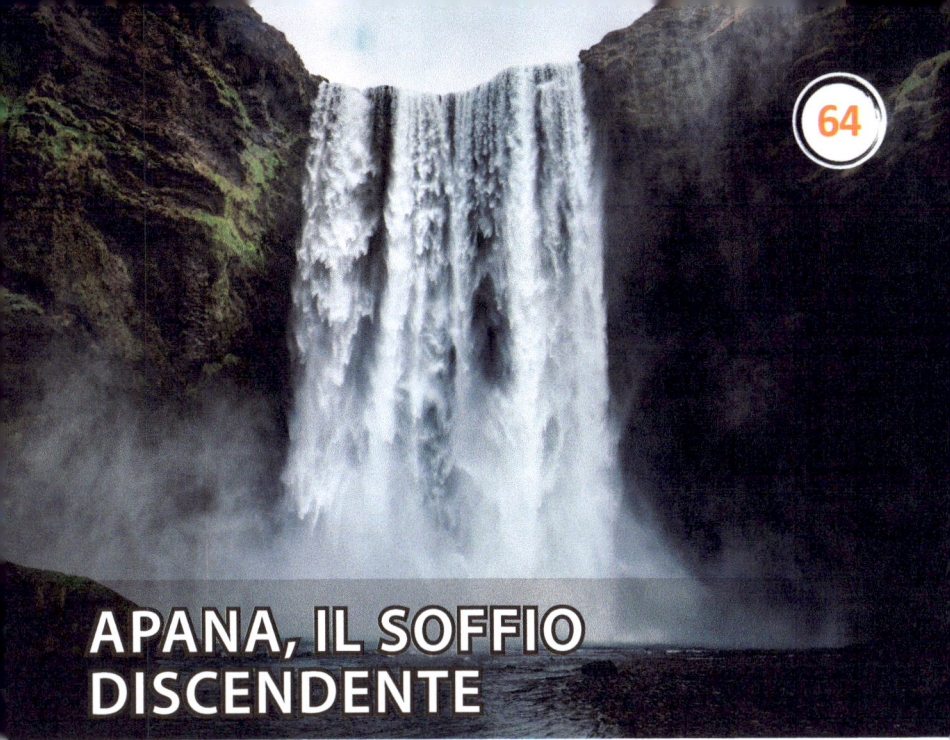

64

APANA, IL SOFFIO DISCENDENTE

Premessa

Nell'anatomia sottile dello yoga e dell'ayurveda, si dice che il prana, la forza vitale, si manifesti nell'organismo umano attraverso cinque aspetti funzionali o "venti" (vayu). Apana, in particolare, è legato all'espirazione. Questa energia ha un effetto purificante e stabilizzante, aiuta a mollare e a trovare la pace. Favorisce l'abbandono e la fiducia. Scende dall'ombelico ed è responsabile della vitalità nel basso ventre. Regola tutti i processi escretori, compresi quelli mentali.

Effetto

Questo esercizio di respirazione è utile in caso di malattie dell'apparato urogenitale ed escretore, riduce stitichezza e diarrea e allevia i dolori mestruali. Il sistema immunitario è rafforzato e le malattie sono prevenute.

Svolgimento

Assumete una posizione seduta stabile ed eretta. Connettetevi con il vostro respiro naturale. Poi inspirate profondamente e canalizzate l'energia dell'inspirazione nella parte terminale della colonna. Trattenete l'energia a polmoni pieni, mentre bloccate per un momento il respiro, immaginatela come una sfera di luce situata nella cavità pelvica. Poi espirate e lasciate affondare nel pavimento l'energia dell'espirazione attraverso le gambe e i piedi. Percepirete una sensazione di connessione, radicamento e stabilità e rafforzerete il sistema immunitario. Ripetete l'esercizio per 3-5 minuti. Osservatevi ancora un po'.

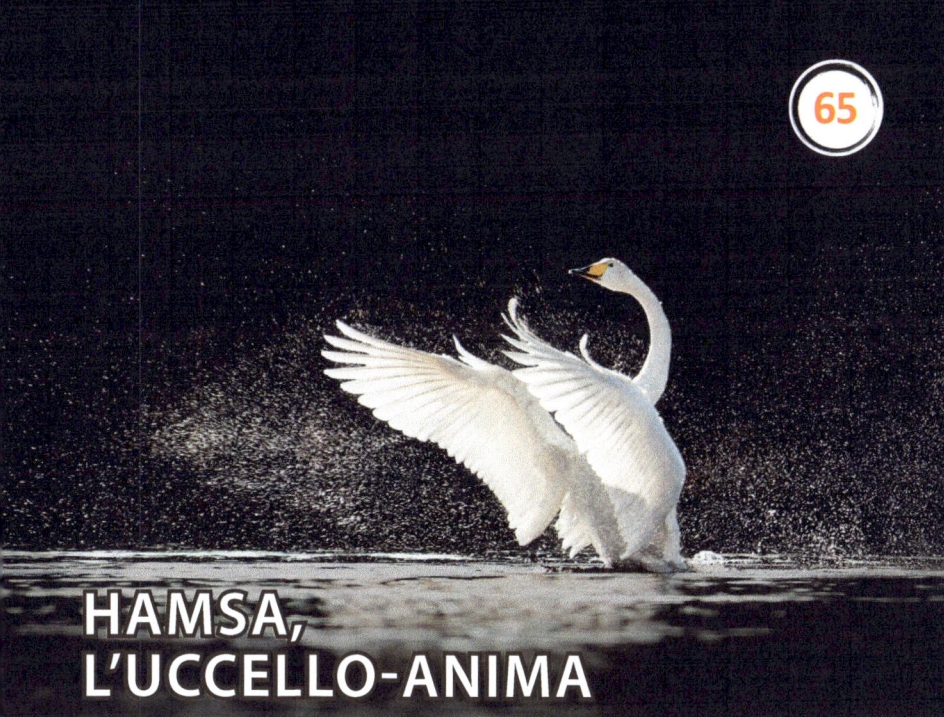

65

HAMSA, L'UCCELLO-ANIMA

Premessa

"Hamsa" è un termine che deriva dall'antica lingua indiana, il sanscrito, e significa "cigno" o "oca selvatica". Hamsa è anche l'uccello-anima che alberga nel cuore di ciascuna persona. Le sue ali, oltre a simboleggiare l'armonia e l'unità, rappresentano l'inspirazione e l'espirazione. Spesso è paragonato al sole, che a sua volta è sinonimo di energia e anima, il vero Sé.

Effetto

Questa semplice meditazione respiratoria ci connette con il nostro vero io. Trasmette una profonda pace interiore, calma e lucidità. Nello stesso tempo infonde armonia ed energia a tutto il corpo, scioglie i blocchi fisici e le tensioni mentali.

Svolgimento

Sedetevi nella vostra posizione da meditazione preferita. Mantenete la colonna eretta. Percepite consapevolmente contatto e stabilità attraverso i glutei, le gambe e i piedi. Rilassate il ventre, le spalle e il viso. Percepite leggerezza, libertà e apertura mentale. Chiudete gli occhi e rivolgete l'attenzione al vostro naturale respiro. Inspirate consapevolmente. Espirando pronunciate mentalmente la sillaba "HAM", inspirando la sillaba "SA". Continuate così, ripetendo in silenzio, per 5-10 minuti, "HAM" durante l'espirazione e "SA" durante l'inspirazione. Potete recitare il mantra per tutto il tempo che volete.

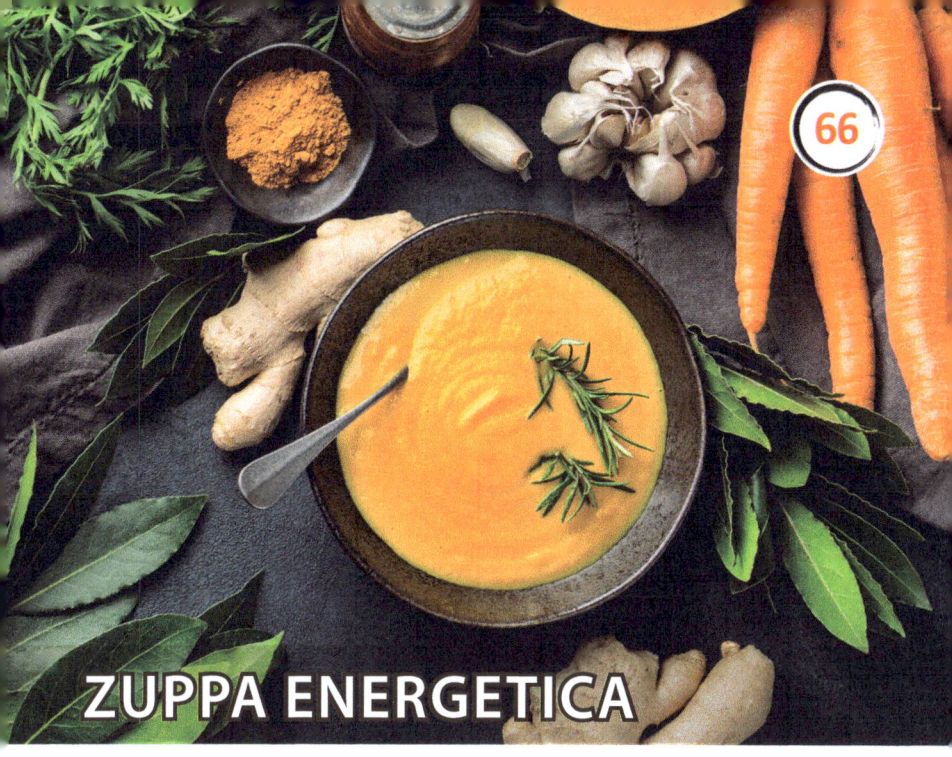

66

ZUPPA ENERGETICA

Premessa

In Cina è consuetudine cuocere le zuppe per ore, a volte persino per giorni. La medicina tradizionale cinese descrive il procedimento in questo modo: cuocere a lungo, a fuoco lento, permette la trasformazione degli ingredienti in energia. Questa energia è assorbita dal corpo attraverso il cibo.

Effetto

La zuppa è nutriente e dà energia. Bilancia le forze interiori e rafforza il sistema immunitario e digestivo. Risveglia lo spirito vitale, aiuta in caso di debolezza e stabilizza il centro interiore.

Zuppa energetica

Ingredienti

- 3 l di acqua
- 1 ciuffo di prezzemolo
- ½ sedano rapa
- 4 carote
- 1 porro
- 1 cipolla piccola
- 1 pezzetto di radice di zenzero fresca
- 2 spicchi d'aglio
- 3 datteri
- 2 cucchiaini di sale marino
- 3 foglie di alloro
- ¼ di cucchiaino di pepe nero macinato

Preparazione

Lavate il prezzemolo, il sedano, le carote e il porro. Aggiungete alla zuppa il prezzemolo intero. Tagliate a pezzetti sedano, carote e porro. Pelate e tritate cipolla, zenzero e aglio. Versate tutti gli ingredienti in una pentola capiente e portate a ebollizione. Copritela con un coperchio e fate cuocere a fuoco lento per 6-8 ore. Filtrate con un colino.

Se volete, potete consumarla anche a colazione e arricchirla con gli ingredienti più svariati. Mangiatela calda, ma non usate il microonde. Potete tranquillamente conservarla in frigorifero per 2-3 giorni.

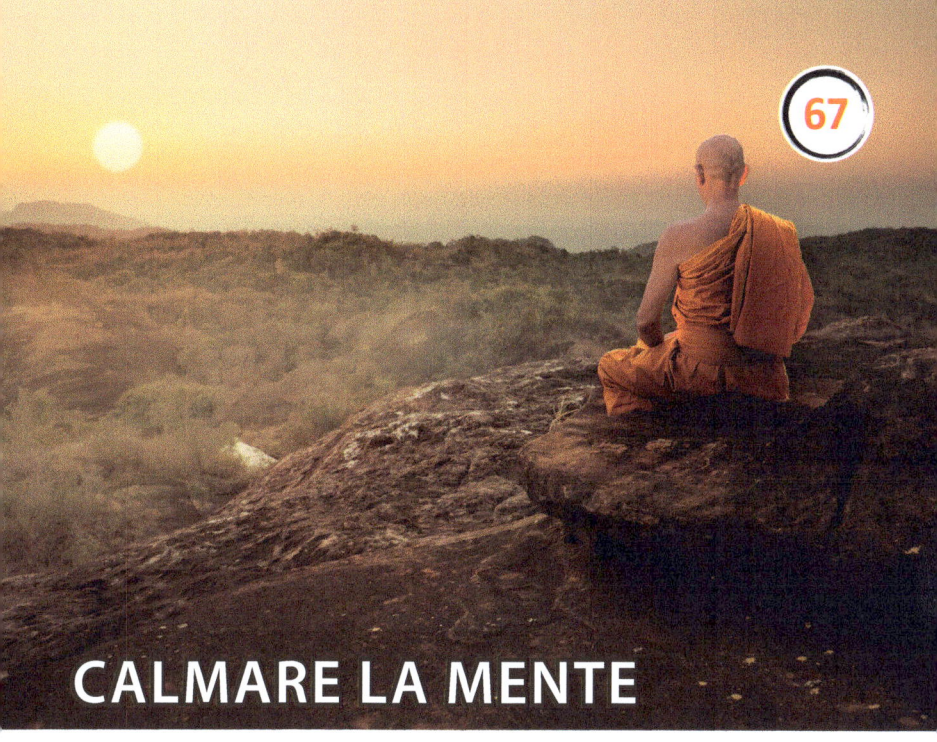

67

CALMARE LA MENTE

Premessa

Questo esercizio si basa sull'insegnamento di Buddha Sakya-muni sulla respirazione consapevole. È un solido pilastro spiri-tuale, dal quale possono svilupparsi un autentico appagamento e una felicità duratura.

Effetto

L'esercizio aumenta la concentrazione e la percezione e getta le basi per una mente aperta, flessibile e libera. Dona benessere, pace interiore e connette con il presente.

Svolgimento

Trovate un posto tranquillo e protetto. Assumete una posizione seduta stabile ed eretta. Praticate con serenità, compassione e gioia. Connettetevi con il vostro naturale respiro. Ripetete mentalmente le seguenti frasi, che a coppie formano un pensiero. Soffermatevi su ciascun pensiero per almeno 1-2 minuti. L'esercizio dura in tutto 4-8 minuti. Dopodiché ascoltatevi ancora un po'.

"Inspiro e percepisco consapevolmente la mia mente.
Espiro e percepisco consapevolmente la mia mente".

"Inspiro e lascio che la mia mente
sia felice e serena.
Espiro e lascio che la mia mente
sia felice e serena".

"Inspiro e concentro la mia mente.
Espiro e concentro la mia mente".

"Inspiro e libero la mia mente.
Espiro e libero la mia mente".

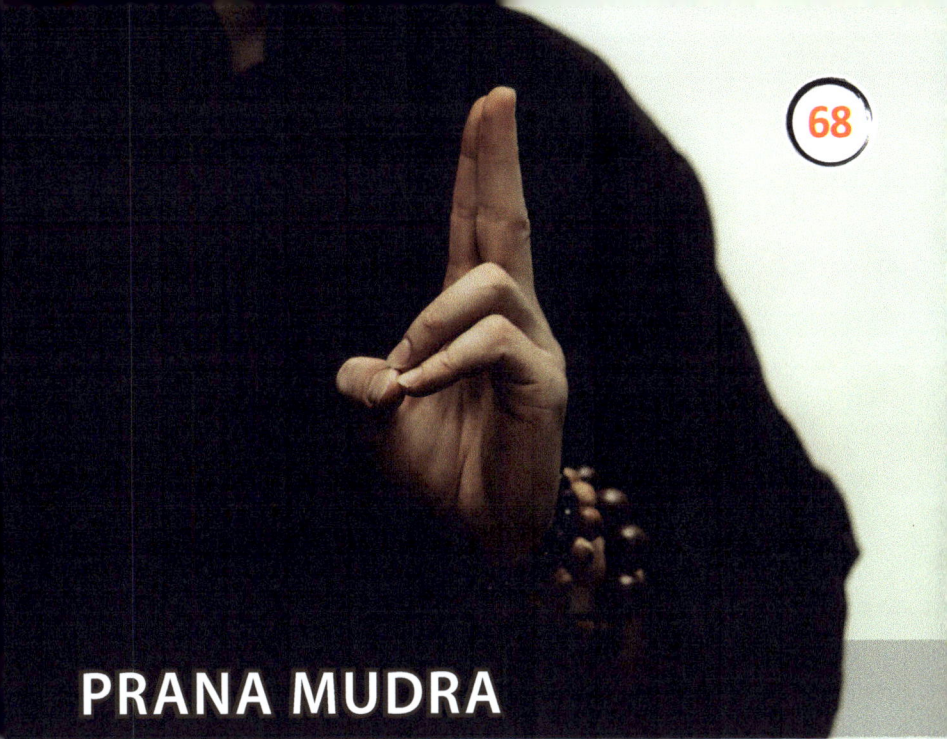

PRANA MUDRA

68

Premessa

Il prana mudra è chiamato anche gesto della vita. È sinonimo di nuova energia, coraggio e forza. In cinese questa posizione della mano è nota come "dita di fuoco" perché accende nella persona il fuoco interiore, l'energia.

Effetto

Questo gesto stimola il prana, l'energia vitale. Risveglia la forza e attiva il fuoco interiore. Aiuta a vincere stanchezza, svogliatezza e spossatezza, aumenta la vitalità e rafforza la tenacia.

Svolgimento

Assumete una posizione seduta stabile ed eretta, a terra su un cuscino o su una sedia. Chiudete gli occhi e rilassate il volto. Portate le dita di entrambe le mani nella seguente posizione: pollice, anulare e mignolo si toccano, mentre le altre dita sono distese e rilassate. Appoggiate le mani sulle cosce, in modo da poter mantenere la posizione per un certo tempo. Respirate profondamente e lentamente con l'addome e focalizzate l'attenzione sul centro del corpo. Percepite ciò che accade. Restate così finché volete.

- Per completare l'esercizio potete effettuare la "respirazione di lunga vita" (pag. 81). Potete eseguirla dopo un paio di respiri di diaframma.

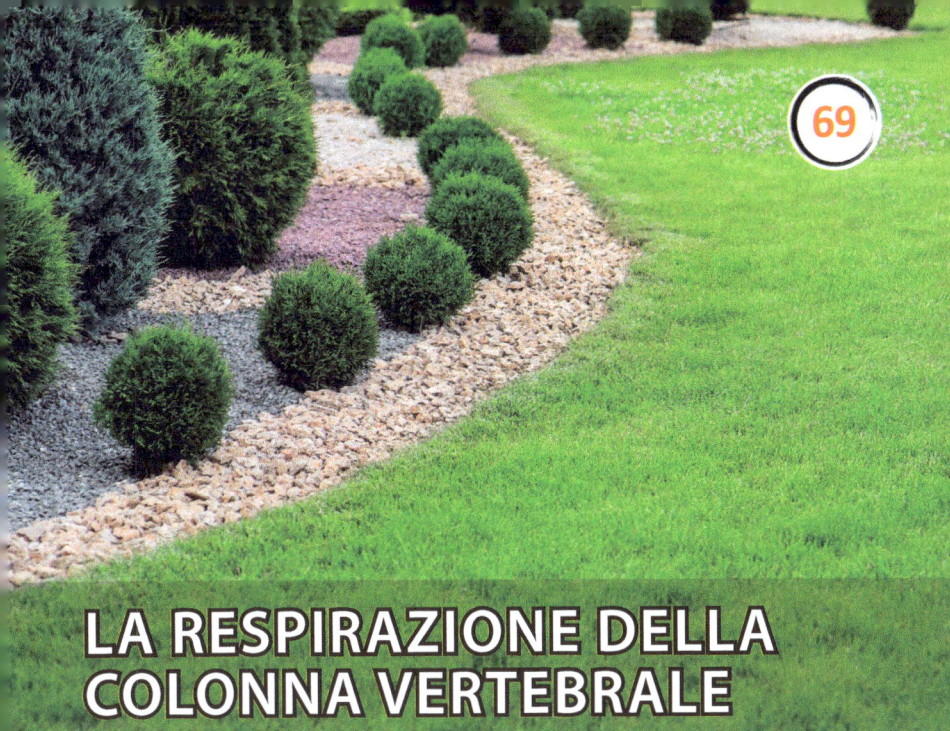

69

LA RESPIRAZIONE DELLA COLONNA VERTEBRALE

Premessa

Questa tecnica di visualizzazione e respirazione deriva dalla terapia yoga ayurvedica. Al centro della schiena si trova la colonna vertebrale. Essa si divide in cinque parti e si compone di sette vertebre cervicali, dodici toraciche, cinque lombari, cinque sacrali e da tre a cinque coccigee. Tra le vertebre si trovano i dischi, che con la loro flessibilità ammortizzano i colpi. La colonna vertebrale ha funzione protettiva e di sostegno ed è attraversata da importanti terminazioni nervose. Oltre che per la medicina tradizionale, anche per lo yoga la colonna riveste una grande importanza energetica e sottile, fondamentale per lo sviluppo spirituale e per la libertà individuale.

Effetto

Questo semplice esercizio di respirazione regala vitalità, centratura e preziosa energia. Stimola il sistema nervoso e apporta lucidità, calma, appagamento, stabilità e serenità. Inoltre favorisce l'intuizione, la spiritualità e la creatività.

Svolgimento

Mettetevi seduti, in una posizione comoda, stabile ed eretta. Chiudete gli occhi, rilassate il volto, quietate il corpo e lo spirito. Rivolgete l'attenzione al respiro. Inspirate ed espirate naturalmente, con il naso. Visualizzate la vostra colonna. Inspirate profondamente e lasciate che l'energia scorra lungo di essa – dal coccige fino al terzo occhio, situato tra le sopracciglia, passando per l'osso sacro, le vertebre lombari e toraciche, le vertebre cervicali, la testa, la sommità del cranio. Espirando, fate in modo che l'energia ripercorra la colonna al contrario, dal terzo occhio fino al coccige. Inspirando canalizzate l'energia dal basso verso l'alto, espirando dall'alto verso il basso. Continuate così per almeno 9 respiri o per tutto il tempo che desiderate.

- **In aggiunta vi consiglio l'esercizio "il piccolo cerchio dell'energia" (pag. 71).**

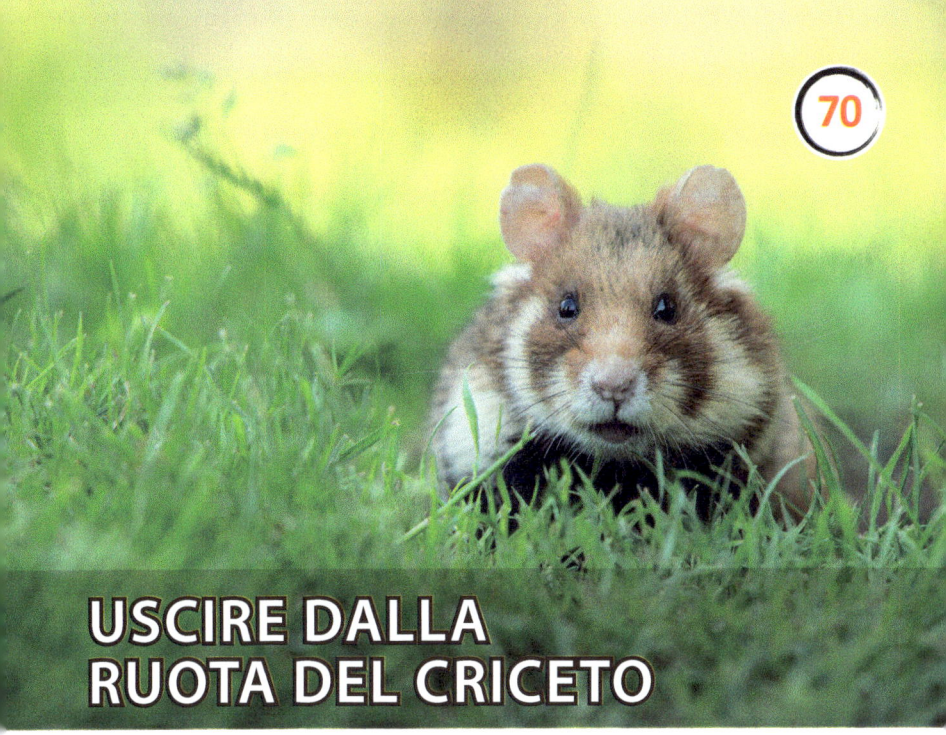

70

USCIRE DALLA RUOTA DEL CRICETO

Premessa

Il linguaggio è la manifestazione dei nostri pensieri e del nostro spirito. Sentiamo e pensiamo come parliamo. Questo semplice esercizio ci spinge a rivederlo nei suoi contenuti negativi, distruttivi e nocivi. Di solito sono le paroline più insignificanti ad avere, consciamente e inconsciamente, un'enorme influenza su di noi e sulla nostra vita. Attraverso l'autoriflessione possiamo renderci conto di che cosa ci toglie energia e ostacola la nostra felicità e possiamo dare a noi stessi nuove istruzioni costruttive, positive e benefiche. Così possiamo uscire dalla ruota del criceto degli obblighi e delle costrizioni in piena libertà, con responsabilità e coraggio.

Effetto

Questo esercizio favorisce la chiarezza e ci riporta consapevolmente al momento presente. Crea spazio per nuovi stimoli e azioni e libera potenti energie che ci aiutano a realizzare i nostri desideri.

Svolgimento

Verificate regolarmente, nella vostra vita quotidiana, quanto spesso fate pensieri o affermazioni di questo genere:

"Dovrei...!"	"Vado di corsa...!"
"Devo...!"	"Faccio in un attimo...!"
"Mi piacerebbe, ma...!"	"Non oso...!"
"Non posso permettermelo!"	"Non posso...!"
"Questo non si fa!"	

Sostituite queste frasi con le seguenti:

"Adesso faccio...!"	"Mi prendo del tempo...!"
"Sono capace di...!"	"Desidero...!"
"Posso...!"	"Me lo concedo!"
"Ce la faccio!"	"Non lo faccio!"
"Ho il coraggio di...!"	"Me ne occupo con consapevolezza!"

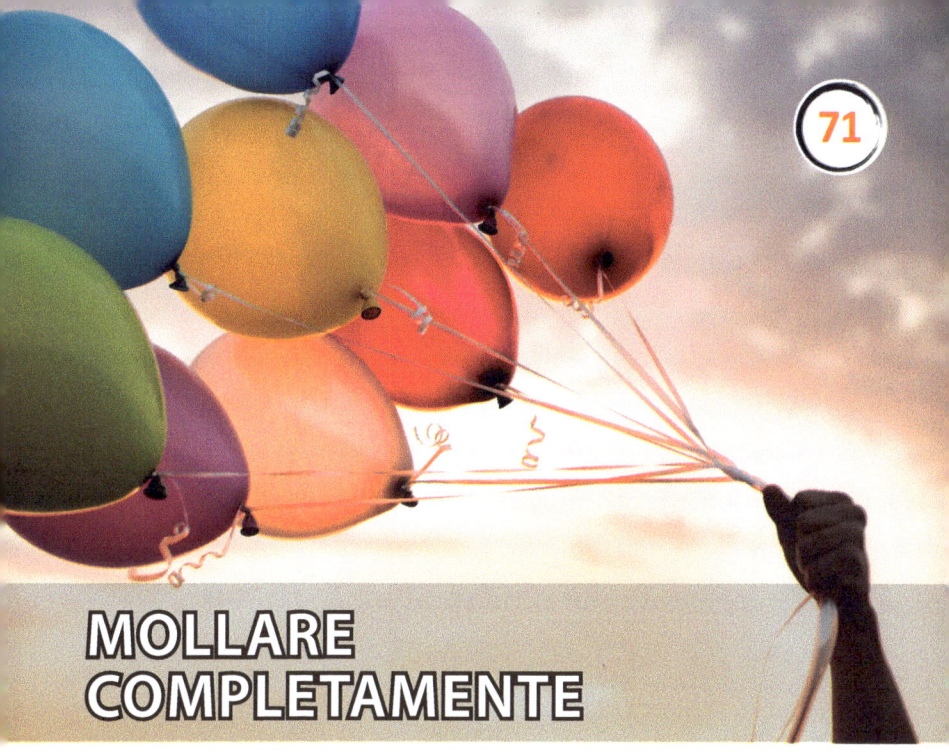

71

MOLLARE COMPLETAMENTE

Premessa

Il respiro connette corpo e mente. L'attenzione sull'espirazione dà la forza di liberarsi consapevolmente dalle tensioni fisiche, emotive e mentali e di abbandonarsi o di lasciarsi andare nel vero senso della parola.

Effetto

Questo semplice esercizio di respirazione scioglie le tensioni interne e ci aiuta a mollare a tutti i livelli del nostro essere. Il suono "haaa" dissolve le tensioni fisiche, il suono "sss" quelle emotive e il suono "mmm" quelle mentali.

Svolgimento

Potete eseguirlo da seduti o in piedi. Assumete una posizione eretta e stabile e chiudete gli occhi. Osservate con calma, per un paio di respiri, l'aria che entra ed esce e ritrovate la pace fisica e mentale. Poi effettuate, in successione, la respirazione haaa, la respirazione sss e la respirazione mmm.

1. **Respirazione haaa:** inspirate profondamente con il naso. Poi espirate lentamente e consapevolmente con la bocca socchiusa. Accompagnate l'espirazione, che deve durare più dell'inspirazione, con il dolce suono haaa. Il rumore prodotto è simile a quello di quando si soffia su uno specchio. La gola è rilassata. Espirando lasciate andare ogni tensione fisica. A ogni respiro sentirete il vostro corpo diventare più calmo, più leggero, più disteso e più libero. Ripetete questa respirazione almeno 3 volte.

2. **Respirazione sss:** inspirate profondamente con il naso. Poi espirate lentamente e consapevolmente, con la bocca socchiusa. Accompagnate l'espirazione, che deve durare più dell'inspirazione, con il suono "sss". Il suono prodotto assomiglia al sibilo di un cobra. Durante l'espirazione lasciate andare tutte le tensioni emotive. A ogni respiro sentirete la vostra mente diventare più rilassata, più calma, più leggera e più libera. Ripetete questa respirazione almeno 3 volte.

3. **Respirazione mmm:** inspirate profondamente con il naso. Poi espirate lentamente e consapevolmente, sempre con il naso. Accompagnate l'espirazione, che deve durare più dell'inspirazione, con il suono "mmm". Il suono prodotto assomiglia al ronzio di uno sciame di calabroni. La gola, la faringe e il capo vibrano. Espirando eliminate ogni tensione mentale e spirituale. A ogni respiro sentirete la vostra mente diventare più calma, più aperta, più leggera e più libera. Ripetete questa respirazione almeno 3 volte.

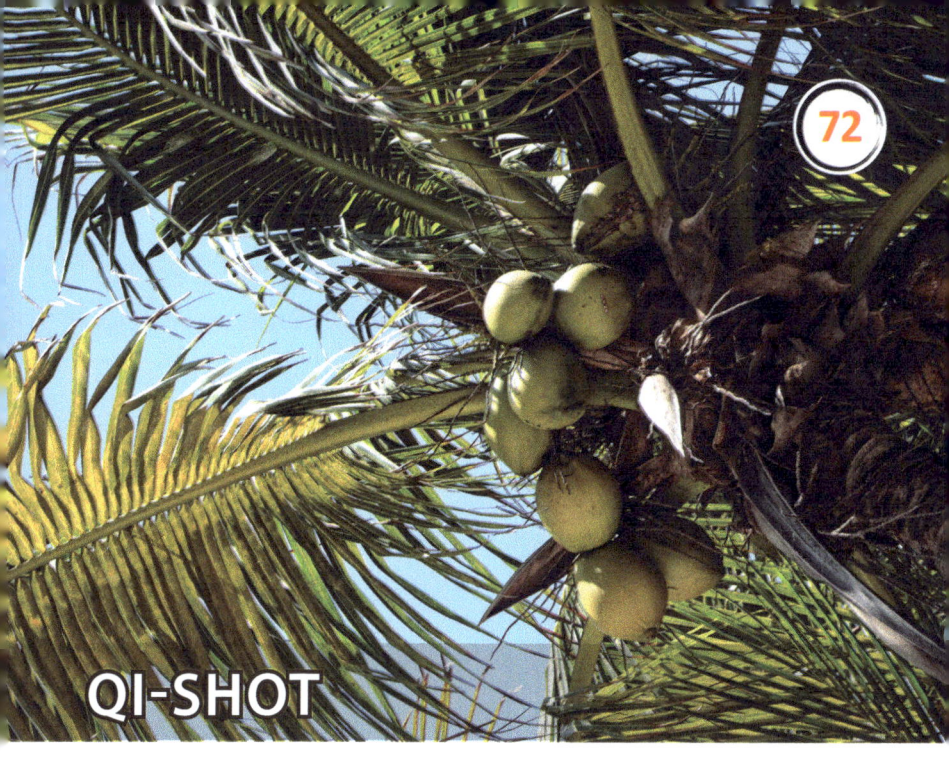

72

QI-SHOT

Premessa

L'acqua di cocco di solito è ricavata dalla noce ancora verde e immatura. Il liquido è trasparente e non va confuso con il latte di cocco, bianco e ricco di calorie, ottenuto dalla noce di cocco matura. In Sri Lanka, da secoli si coltiva la noce di cocco reale (thambili), di colore arancione brillante, il cui succo è bevuto direttamente dal frutto. A tale scopo si pratica un foro nella noce e si beve l'acqua con una cannuccia o dall'apertura.

Effetto

L'acqua di cocco è ricca di importanti sostanze nutritive, minerali e oligoelementi. 350 ml di acqua di thambili contengono più potassio di una banana e più calcio e magnesio di un'arancia. Questo drink fortifica i nervi, rigenera le cellule e ha un impatto positivo su pelle e capelli. Stimola il metabolismo, rinfresca, trasmette la forte e positiva energia qi, ha un effetto disintossicante, attiva la digestione e rinforza il sistema immunitario.

Qi-Shot

Ingredienti

- 240 ml di acqua di cocco
- 1 fetta di radice di zenzero fresca dello spessore di 2,5 cm
- ½ cucchiaino di curcuma in polvere
- 60 ml di succo di limone
- 1 pizzico di pepe nero
- 1 pizzico di sale marino

Preparazione

Versate tutti gli ingredienti in un mixer, mescolateli e assaporate subito questo delizioso drink.

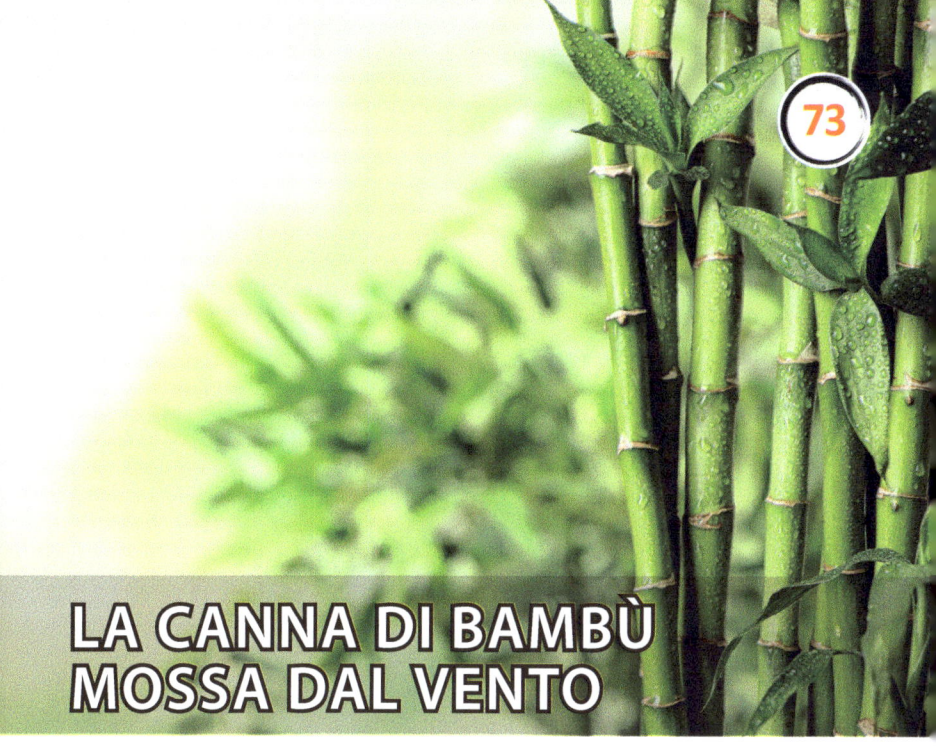

73

LA CANNA DI BAMBÙ MOSSA DAL VENTO

Premessa

Questo armonioso esercizio deriva dal qi gong. Il bambù è simbolo di felicità e rappresenta la longevità, la flessibilità e la robustezza. È associato all'umiltà e alla frugalità e sfida le avversità. Gli vengono attribuite qualità come l'onestà, l'affidabilità e l'integrità. Grazie a questa tecnica in movimento è possibile connettersi fisicamente e mentalmente con tali preziose virtù.

Effetto

Questo esercizio dinamico armonizza, centra e allena la concentrazione e l'equilibrio. Àncora e aiuta a sviluppare la consapevolezza del momento presente. Corpo e mente sono di nuovo collegati attraverso il respiro e il dolce movimento del corpo e le energie di testa e pancia sono bilanciate in modo armonico.

Svolgimento

Assumete una posizione seduta con la schiena eretta. Le gambe sono chiuse. Sovrapponete i palmi delle mani sul basso ventre, circa 2-3 cm sotto l'ombelico. Le donne tengono la mano sinistra sopra la destra, gli uomini il contrario. Portate l'attenzione sul vostro respiro, calmo e naturale. Rilassate il volto e le spalle. Soffermatevi in questa posizione neutra per un paio di atti respiratori. Inspirando iniziate a spostare il peso in avanti. Espirando tornate al centro. Dondolate piano, avanti e indietro, seguendo il ritmo del vostro respiro. Immaginate di essere una canna di bambù mossa dal vento. Piegatevi almeno 9 volte in avanti e indietro. Poi appoggiate la mano che sta sopra sulla sommità del capo, al centro della testa. L'altra mano resta sul basso ventre. Di nuovo oscillate avanti e indietro, seguendo il flusso del vostro respiro. Scambiate le mani e dondolate altre 9 volte. Rilassate le braccia e ascoltatevi.

- **Potete integrare l'esercizio e "volteggiare con il cosmo" (pag. 127).**

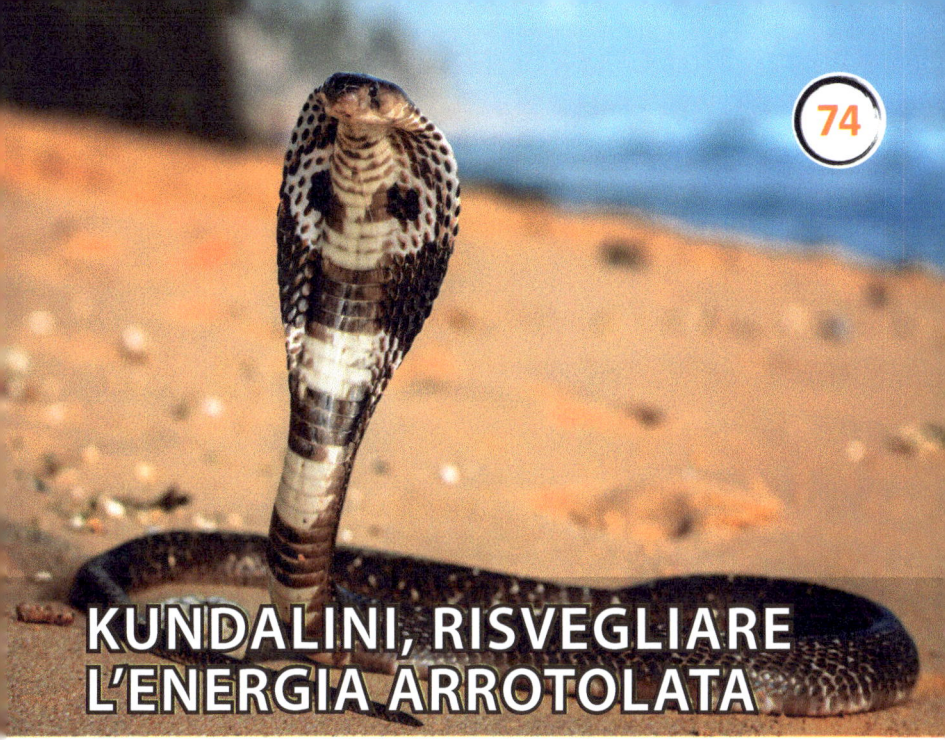

74

KUNDALINI, RISVEGLIARE L'ENERGIA ARROTOLATA

Premessa

Anche questa tecnica deriva dallo yoga dell'energia, il sukshma yoga. Kundalini significa "energia arrotolata" e il suo simbolo è il serpente che dorme, indica la forza creatrice presente nell'uomo, che può essere risvegliata e che risiede alla base della colonna vertebrale, nel primo centro energetico, il chakra della radice.

Effetto

Questo esercizio risveglia l'energia del serpente mistico. Rivitalizza il corpo, stimola la flessibilità, scioglie le tensioni e connette l'inconscio con il conscio.

Svolgimento

Mettetevi in posizione eretta, con i piedi distanti fra loro circa 5 cm. Colpite i glutei prima con il tallone sinistro, poi con il destro. Eseguite il movimento in modo energico, consapevole e rilassato. Cercate di riportare il piede sempre sullo stesso punto del pavimento. Ripetete il colpo 25 volte e osservatevi.

- **In aggiunta vi consiglio di praticare "la respirazione della colonna vertebrale" (pag. 151).**

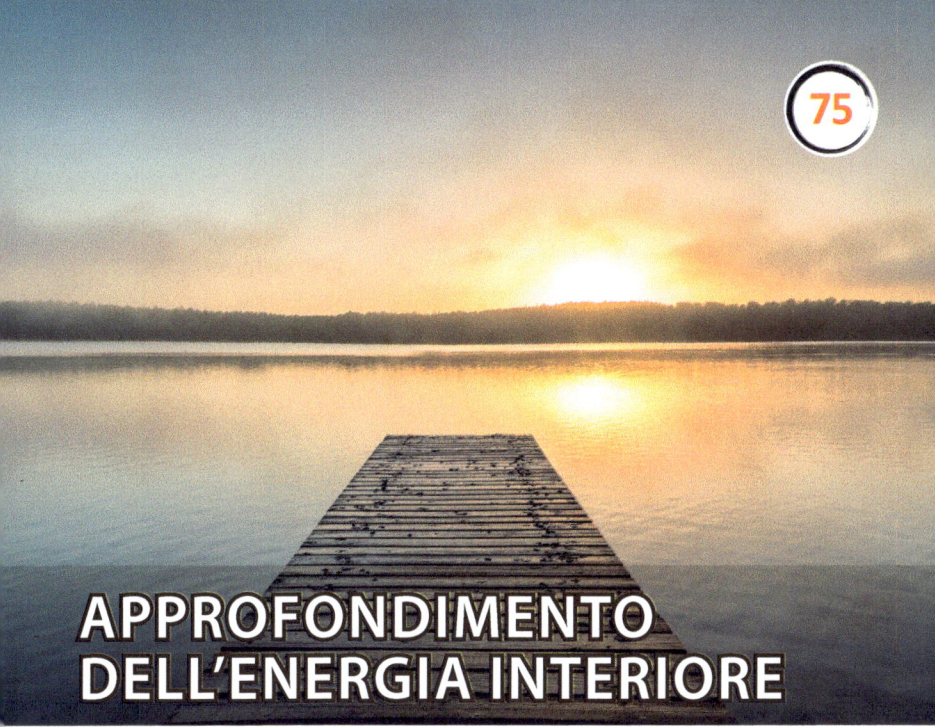

APPROFONDIMENTO DELL'ENERGIA INTERIORE

La meditazione sul respiro deriva dal WULIN zen e comprende cinque fasi di approfondimento. Ciascuna si basa sulla precedente, la stabilizza e la consolida. A ogni step si sperimenta un maggiore rilassamento mentale e una più profonda pace interiore. Il focus durante l'inspirazione aiuta ad accogliere e ad accettare con consapevolezza. Il focus durante l'espirazione aiuta a lasciar andare e a mollare consapevolmente.

Effetto

Questa pratica aiuta a percepire un profondo senso di pace, saggezza e lucidità. I cinque esercizi di approfondimento allenano l'attenzione e la percezione, rafforzano l'energia e la vitalità e favoriscono il coraggio e la centratura. La pratica connette cuore e mente e apre a esperienze spirituali più profonde.

Svolgimento

Assumete una posizione seduta eretta e stabile e chiudete gli occhi. Osservate con estrema tranquillità il vostro respiro e trovate la pace fisica e mentale.

1° approfondimento: in – es

Accompagnate mentalmente l'inspirazione con la parola "in" e l'espirazione con la parola "es". Soffermatevi per un paio di minuti o per un paio di respiri. In qualsiasi momento siate consapevoli che state "inspirando". Allo stesso modo, in qualsiasi momento siate consapevoli che state "espirando".

2° approfondimento: consapevolmente – percepire

Sviluppate la vostra forza interiore ripetendo mentalmente la parola "consapevolmente" durante l'inspirazione e "percepire" durante l'espirazione. Soffermatevi per un paio di minuti o per un paio di respiri. In ogni momento focalizzatevi sulla ripetizione delle parole "consapevolmente" durante l'inspirazione e "percepire" durante l'espirazione.

3° approfondimento: naturalmente – rilassarsi

Continuate ad approfondire la vostra forza interiore ripetendo mentalmente la parola "naturalmente" durante l'inspirazione e "rilassarsi" durante l'espirazione. Soffermatevi per un paio di minuti o per un paio di respiri. In ogni momento siate consapevoli che state recitando le parole "naturalmente" durante l'inspirazione e "rilassarsi" durante l'espirazione.

4° approfondimento: amorevolmente – centrarsi

Per questo approfondimento della vostra forza interiore ripetete mentalmente la parola "amorevolmente" durante l'inspirazione e "centrarsi" durante l'espirazione. Soffermatevi per un paio di minuti o per un paio di respiri. In ogni momento siate consapevoli che state ripetendo le parole "amorevolmente" durante l'inspirazione e "centrarsi" durante l'espirazione.

5° approfondimento: cuore e mente – risvegliare

Nell'ultimo approfondimento della vostra forza interiore accompagnate mentalmente l'inspirazione con la parola "cuore e mente" e l'espirazione con la parola "risvegliare". Soffermatevi per un paio di minuti o per un paio di respiri. In ogni istante siate consapevoli che state recitando le parole "cuore e mente" durante l'inspirazione e "risvegliare" durante l'espirazione.

Rimanete ancora per un momento in questo stato di potente silenzio e godetevi la benefica quiete. Terminate l'esercizio quando volete.

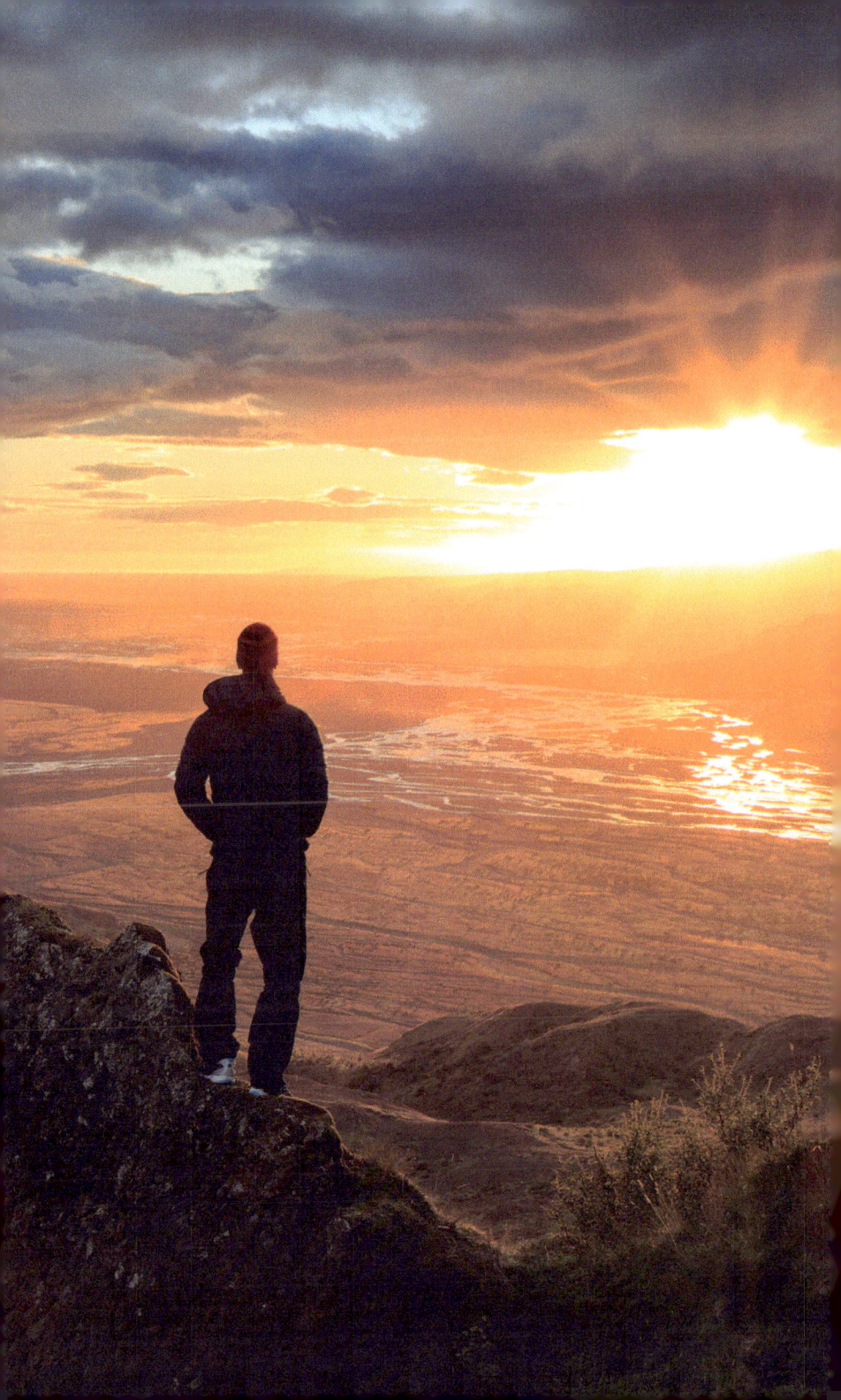

SEQUENZE DI ESERCIZI A TEMA

Di seguito vi proporrò alcune sequenze di esercizi impostate in modo progressivo e graduale. Sono costruite per offrirvi un piccolo programma energetico, armonico e completo, che lascerà fluire la vostra energia vitale, fisica e mentale. Naturalmente siete liberi di creare le vostre serie, di collegarle fra loro o di combinare singoli esercizi. Prestate attenzione a come vi sentite, fisicamente e mentalmente, dopo ciascun esercizio e al termine della serie.

Iniziare la giornata con il pieno di energia

- Oil pulling p. 41
- Pulire la lingua p. 111
- Lavaggio nasale p. 105
- Bere acqua calda p. 29
- Massaggiare i piedi con un rullo p. 21
- Zuppa di riso del Buddha p. 65

Per un sonno profondo e rigenerante

- Urlo primordiale p. 121
- Bagno sensoriale p. 83
- Purificare l'aria e la mente p. 107
- OM, la parola potente p. 51

Nervi saldi

- Respirazione a narici alternate p. 31
- Urlo primordiale p. 121
- Picchiettare la ghiandola del timo p. 19
- I biscotti calma-nervi p. 137

Buon umore

- Il potere del sorriso p. 61
- La respirazione del calabrone p. 87
- Camminare all'indietro p. 47
- Bagno sensoriale p. 83
- Purificare l'aria e la mente p. 107

Rigenerazione

- Bagno di sale marino p. 95
- La respirazione di lunga vita p. 81
- Il piccolo cerchio dell'energia p. 71
- Stare come un albero p. 57
- Rilassamento profondo Shavasana p. 97
- Noci energetiche p. 103

Per una sferzata di energia

- Ruotare le articolazioni p. 109
- Picchiettare il corpo p. 33
- Oscillare le braccia p. 25
- La respirazione di lunga vita p. 81
- Drink energetico p. 49

Benessere light

- Bagno oculare p. 17
- Ginnastica oculare p. 45
- Pettinarsi i capelli p. 79
- Strofinare le unghie p. 63
- Massaggio del ventre p. 67
- Drink energetico p. 73 o drink della salute p. 35

Detossificazione

- Bere acqua calda p. 29
- Massaggiare i piedi con un rullo p. 21
- Oscillare le braccia p. 26
- Massaggio del corpo con l'olio p. 91
- Emozioni in equilibrio p. 77
- Lavaggio epatico p. 101

Favorire la concentrazione

- Lavarsi la faccia p. 39
- Massaggiare le orecchie p. 69
- Pettinarsi i capelli p. 79
- Gioco con le dita: la farfalla p. 53
- Purificare l'aria e la mente p. 107

Mollare

- Urlo primordiale p. 121
- Oscillare le braccia p. 27
- OM, la parola potente p. 51
- Rilassamento profondo Shavasana p. 97

Aumentare la vitalità

- Prendersi cura dei reni p. 93
- Prana mudra p. 149
- Il potere del sorriso p. 61
- Hamsa, l'uccello-anima p. 143

Stimolare il sistema immunitario

Una buona digestione

Eliminare lo stress

Ricentrarsi

Liberare la testa

Sviluppare la fiducia in sé

Risvegliarsi dolcemente

Rafforzare le capacità di autoguarigione

Conclusione

Lasciar andare è l'arte di liberarsi fisicamente, mentalmente e materialmente di inutili pesi. Crea le basi per aprirsi sempre e di nuovo alla vita e alle persone. La vita infatti è continuo cambiamento e trasformazione e solo chi ha imparato a immergersi nel suo flusso può evitare inutile dolore e sofferenza. Stare fermi, invece, blocca il naturale fluire dell'energia e impedisce evoluzione e sviluppo. È importante dedicarsi regolarmente a questo allenamento per sprigionare nuove energie e risvegliare quelle sopite. Chi lascia andare fa spazio al nuovo, che può nascere solo quando il vecchio è superato. Più sarete capaci di mollare a livello fisico e mentale, più energia avrete a disposizione e più sarete centrati e autentici.

L'energia non conosce confini. Non si distrugge, ma si trasforma. La grande arte di vivere consiste nell'usarla bene e in modo mirato. Essa scorre quando ci abbandoniamo, quando molliamo la presa e quando ci affidiamo al flusso della vita. Esistono molti modi e mezzi che possono aiutarci. Questo piccolo libro pieno di utili consigli lo dimostra. Vi auguro di cuore di lasciar fluire la vostra energia fisica e mentale con gli esercizi, le tecniche e le ricette qui proposti e di trovare così la strada che porta a voi stessi.

Sandy Taikyu Kuhn Shimu

Ringraziamenti

Prima che un libro arrivi al lettore è necessario il lavoro assiduo e appassionato di tante persone. Lo so e so anche di essere soltanto un minuscolo ingranaggio nella grandiosa macchina della vita. Sono profondamente grata di aver trovato qui il mio posto e ringrazio di cuore tutte le altre componenti del sistema che fanno girare con me questa grande ruota. Lasciamo scorrere l'energia dell'insieme nei nostri cuori e nelle nostre menti!

Auguro a tutti di essere felici, appagati, in salute e liberi!

Nota sull'autrice

Sandy Taikyu Kuhn Shimu è nata e cresciuta a Zurigo, in Svizzera, è scrittrice, maestra zen, artista e insegnante di vita asiatica e arti del movimento. Scrive e insegna in Svizzera e in Sri Lanka, vivendo e lavorando secondo il principio WULIN, da lei sviluppato.

www.taikyu.ch
www.wulin.ch
www.FragDieMeisterin.online

Edizioni Il Punto d'Incontro
Via Zamenhof 685, 36100 Vicenza,
Tel. 0444239189, Fax 0444239266
www.edizionilpuntodincontro.it